S. Micucci
Pflege lernen durch Kombinieren

Dieses Buch
begleitet mich durch
Ausbildung und Beruf

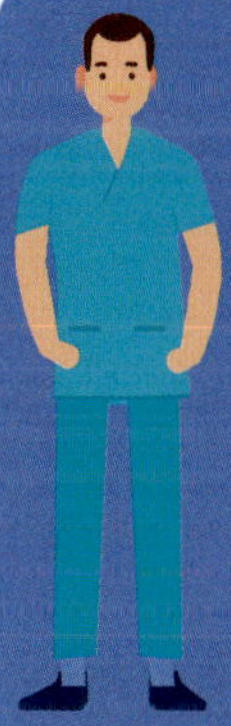

Mit diesem Buch lernt:

....

Ich bin im Kurs:

....

Meine Ausbildungsstätte ist:

....

Meine Kontaktdaten sind:

....

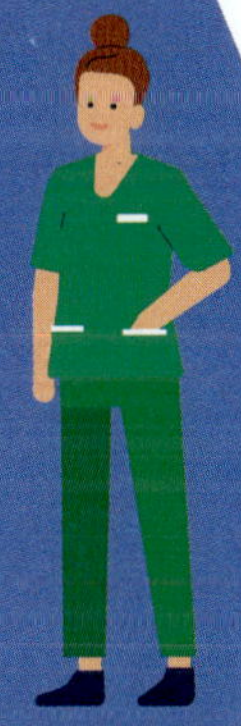

Sarah Micucci

Pflege lernen durch Kombinieren

Inhalte richtig zuordnen

ELSEVIER

Elsevier GmbH, Bernhard-Wicki-Str. 5, 80636 München, Deutschland
Wir freuen uns über Ihr Feedback und Ihre Anregungen an kundendienst@elsevier.com

ISBN 978-3-437-25167-2
eISBN 978-3-437-05747-2

1. Auflage 2025

Wichtiger Hinweis
Die medizinischen Wissenschaften unterliegen einem sehr schnellen Wissenszuwachs. Der stetige Wandel von Methoden, Wirkstoffen und Erkenntnissen ist allen an diesem Werk Beteiligten bewusst. Sowohl der Verlag als auch die Autorinnen und Autoren und alle, die an der Entstehung dieses Werkes beteiligt waren, haben große Sorgfalt darauf verwandt, dass die Angaben zu Methoden, Anweisungen, Produkten, Anwendungen oder Konzepten dem aktuellen Wissensstand zum Zeitpunkt der Fertigstellung des Werkes entsprechen.
Der Verlag kann jedoch keine Gewähr für Angaben zu Dosierung und Applikationsformen übernehmen. Es sollte stets eine unabhängige und sorgfältige Überprüfung von Diagnosen und Arzneimitteldosierungen sowie möglicher Kontraindikationen erfolgen. Jede Dosierung oder Applikation liegt in der Verantwortung der Anwenderin oder des Anwenders. Die Elsevier GmbH, die Autorinnen und Autoren und alle, die an der Entstehung des Werkes mitgewirkt haben, können keinerlei Haftung in Bezug auf jegliche Verletzung und/oder Schäden an Personen oder Eigentum, im Rahmen von Produkthaftung, Fahrlässigkeit oder anderweitig übernehmen.

Für die Vollständigkeit und Auswahl der aufgeführten Medikamente übernimmt der Verlag keine Gewähr.
Geschützte Warennamen (Warenzeichen) werden in der Regel besonders kenntlich gemacht (®). Aus dem Fehlen eines solchen Hinweises kann jedoch nicht automatisch geschlossen werden, dass es sich um einen freien Warennamen handelt.

Bibliografische Information der Deutschen Nationalbibliothek
Die Deutsche Nationalbibliothek verzeichnet diese Publikation in der Deutschen Nationalbibliografie; detaillierte bibliografische Daten sind im Internet über https://www.dnb.de abrufbar.

25 26 27 28 29 5 4 3 2 1

In ihren Veröffentlichungen verfolgt die Elsevier GmbH das Ziel, genderneutrale Formulierungen für Personengruppen zu verwenden. Um jedoch den Textfluss nicht zu stören sowie die gestalterische Freiheit nicht einzuschränken, wurden bisweilen Kompromisse eingegangen. Selbstverständlich sind **immer alle Geschlechter** gemeint.

Planung: Martina Lauster, München
Projektmanagement und Herstellung: Nicole Kopp, München
Redaktion: Doris Tiu, Bonn
Bildredaktion und Rechteklärung: Katja Sieger-Schauer, München
Satz: Thomson Digital, Noida/Indien
Druck und Bindung: Drukarnia Dimograf Sp. z o. o., Bielsko-Biała/Polen
Umschlaggestaltung: Favoritbuero, München; SpieszDesign, Neu-Ulm
Titelfotografie: © Syda Productions – stock.adobe.com
Titelillustrationen: © Macrovector/www.shutterstock.com

Aktuelle Informationen finden Sie im Internet unter **www.elsevier.de**

Vorwort

Liebe Auszubildende der Pflege,

Möglichkeiten, sich auf die Prüfungen in der Pflegeausbildung vorzubereiten, gibt es viele. Dabei sollte die Freude am Lernen nie zu kurz kommen.

Pflege lernen durch Kombinieren hilft Ihnen dabei, unkompliziert und ohne großen Aufwand Ihr Wissen zu vertiefen, zu wiederholen und neue Einblicke hinzuzugewinnen. Die Aufgabenstellungen beziehen sich ausschließlich auf das Kombinieren und Verknüpfen pflegerischen Fachwissens. Es geht also um die richtige Zuordnung von Inhalten mit Bezug auf die essenziellen Themenbereiche der Pflegeausbildung.

Ähnlich wie bei einem Quiz können Sie die Aufgaben durchgehen und sich selbst dabei testen – Gehirnjogging mit Spaßfaktor und Sicherheit für die nächste Pflegeprüfung!

Ich wünsche Ihnen viel Erfolg bei der Bearbeitung sowie für Ihre berufliche Laufbahn als Pflegefachperson.

München, im Herbst 2024
Sarah Micucci

Die Autorin

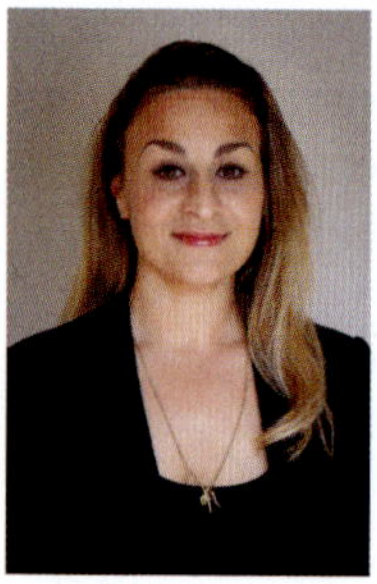

Sarah Micucci, geb. 1982 in Köln. Gesundheits- und Krankenpflegerin, Pflegepädagogin Bachelor (B. A.). Berufliche Tätigkeit auf einer Palliativstation, im Hospiz und in der ambulanten Pflege, arbeitet jetzt als externe Redakteurin und Autorin für Pflegefachliteratur.

Hinweis zu den Lernsituationen

Die Namen der Patientinnen und Patienten, die Beschreibungen ihrer Erkrankungen, die Orte und Situationen sind alle realitätsnah, aber frei erfunden. Jegliche Ähnlichkeiten mit echten Personen und Geschehnissen sowie Orten und Institutionen sind daher rein zufällig und nicht beabsichtigt.

Fehler gefunden?

An unsere Inhalte haben wir sehr hohe Ansprüche. Trotz aller Sorgfalt kann es jedoch passieren, dass sich ein Fehler einschleicht oder fachlich-inhaltliche Aktualisierungen notwendig geworden sind.
Sobald ein relevanter Fehler entdeckt wird, stellen wir eine Korrektur zur Verfügung. Mit diesem QR-Code gelingt der schnelle Zugriff.

https://else4.de/978-3-437-25167-2

Wir sind dankbar für jeden Hinweis, der uns hilft, dieses Werk zu verbessern. Bitte richten Sie Ihre Anregungen, Lob und Kritik an folgende E-Mail-Adresse: kundendienst@elsevier.com

Abbildungsnachweis

Der Verweis auf die jeweilige Abbildungsquelle befindet sich bei allen Abbildungen im Werk neben/unter der Abbildung in eckigen Klammern.

A400	Reihe Pflege konkret, Elsevier/Urban & Fischer
E438	Swartz M. Textbook of physical diagnosis: History and Examination. Elsevier/Saunders, 6.A. 2010
F923-001	Noble S. Other problems in palliative care, in: Medicine, Vol. 36 Issue 2, February 2008, Elsevier
G054	Cameron JL. Current Surgical Therapy, 10th edition, Elsevier Mosby 2011, ISBN: 978143770823-3
J787	Colourbox.com
J794-002	CDC/Carl Washington, M.D., Emory Univ. School of Medicine; Mona Saraiya, MD, MPH
K115	Andreas Walle, Hamburg
K157	Werner Krüper, Steinhagen
K183	Eckhard Weimer, Würselen
L138	Martha Kosthorst, Borken
L141	Stefan Elsberger, Planegg
L143	Heike Hübner, Berlin
L157	Susanne Adler, Lübeck
L190	Gerda Raichle
L234	Helmut Holtermann, Dannenberg
L255	Irina Kart, Berlin
L264	Claudia Flüss, München
L275	Martin Hoffmann, Neu-Ulm
M123	Prof. Dr. med. Thomas Dirschka, Wuppertal
M291	Kerstin Protz, Hamburg
M591	Dr. Kim-Christian Heronimus, Vivantes, Klinikum in Friedrichshain
M845	Christine Keller, Glonn
O166	Maren Asmussen-Clausen, Tinglev (DK)
O408	Martina Gärtner, Gauting
R229	Forbes. Farbatlas Innere Medizin, Elsevier/Urban & Fischer, 2008
R285	Böcker W et al. Pathologie. Elsevier/Urban & Fischer, 5. Aufl. 2012.
R415	Gruber G, Hansch A. Blickdiagnosen Innere Medizin, Elsevier/Urban & Fischer,2019
T409	Fotosammlung des Dr. von Haunerschen Kinderspitals, München
T427	PD Dr. Barbara Hermes, Chefärztin der Klinik für Dermatologie und Phlebologie, Vivantes Klinikum im Friedrichshain-Landsberger-Allee, Berlin
U142	© Abbott, 2024 - Abbott Medical GmbH, Eschborn
U223	B. Braun Melsungen AG, Melsungen
V083	WEINMANN Emergency Medical Technology GmbH + Co. KG, Hamburg
V137	Siemens Medical Solutions, Erlangen
V216	GN Hearing GmbH, Münster
V220	PAUL HARTMANN AG, Heidenheim
V587	Cochlear Deutschland GmbH & Co. KG, © Cochlear Limited 2022, Hannover

Inhaltsverzeichnis

AUFGABEN

I PATIENTENBEOBACHTUNG

1 ATMUNG

Lernsituation

Die Pflegepädagogin Helga Wiese teilt in der Klasse die Arbeitsblätter an ihre Schülerinnen und Schüler aus. „Wir werden uns in den nächsten Tagen mit einem sehr wichtigen Thema beschäftigen, nämlich unserer Atmung. Hat jemand eine Idee, warum die Atmung in Bezug auf den Pflegeberuf so wichtig ist?“ Der Pflegeschüler Jasper Günz überlegt und meldet sich zu Wort: „Naja, an der Art und Weise, wie ein Mensch atmet, kann man ja unter anderem erkennen, ob etwas nicht stimmt, oder? Und die Sauerstoffstättigung wird doch auch in so vielen Fällen kontrolliert. Außerdem wirken sich ja auch viele Erkrankungen auf die Atmung aus und gerade bei Atemnot spielt die richtige Pflege eine wichtige Rolle. Das hängt ja irgendwie alles zusammen, glaube ich.“ Frau Wiese nickt zustimmend. „Das war schon gar nicht schlecht, Herr Günz. In der Tat hängen hier viele Faktoren voneinander ab. Nun wollen wir aber erst einmal mit den Grundlagen starten.“ Die Auszubildenden gehen gemeinsam die Aufgaben durch.

Physiologische Grundlagen

AUFGABE 1

1. Hier wird sauerstoffarmes Blut mit Sauerstoff aus der Einatemluft angereichert.	a) Ventilation und Diffusion
2. Hierdurch wird Kohlendioxid aus dem Blut abgegeben.	b) Ausatmung
3. Die äußere Atmung.	c) Medulla oblongata (verlängertes Mark)
4. Die innere Atmung.	d) Lunge
5. Hier erfolgt die Steuerung des Atemzentrums.	e) Zellatmung

Atemsteuerung

AUFGABE 2

1. Bei Lungenerkrankungen, wie z. B. COPD, sinkt der Sauerstoffgehalt und der Atemantrieb wird …	a) stärker.
2. Während einer Sauerstofftherapie steigt der Sauerstoffgehalt und der Atemantrieb wird …	b) die Veränderung des pH-Werts infolge einer Änderung des pCO_2-Werts.
3. Der wichtigste Reiz für das Atemzentrum ist …	c) schwächer.
4. Eine willkürliche Steuerung der Atmung ist …	d) die Steuerung des Atemzentrums.
5. Chemische Parameter sind verantwortlich für …	e) das Anhalten des Atems.

Atem- und Lungenvolumina

AUFGABE 3

1. Luftmenge, die nach maximaler Einatmung maximal ausgeatmet werden kann (IRV + AZV + ERV)	a) Atemzugvolumen (AVZ)
2. Luftmenge, die nach normaler Einatmung noch zusätzlich eingeatmet werden kann	b) Atemminutenvolumen (AMV)
3. Luftmenge, die nach maximaler Einatmung während der ersten Sekunde ausgeatmet werden kann	c) Inspiratorisches Reservevolumen (IRV)
4. Luftmenge, die nach ruhiger Ausatmung noch zusätzlich ausgeatmet werden kann	d) Exspiratorisches Reservevolumen (ERV)
5. Luftmenge, die bei ruhiger Atmung während eines Atemzugs geatmet wird	e) Vitalkapazität (VK)
6. Luftmenge, die bei ruhiger Atmung während einer Minute geatmet wird	f) Exspiratorische Einsekundenkapazität

Physiologische Atemfrequenz

AUFGABE 4

1. Neugeborene	a) 19 – 36 Atemzüge/Min.
2. 1. – 2. Lj.	b) 12 – 18 Atemzüge/Min.
3. 2. – 4. Lj.	c) 30 – 40 Atemzüge /Min.
4. 4. – 6. Lj.	d) 50 – 60 Atemzüge/Min.
5. 6. – 10. Lj.	e) 15 – 30 Atemzüge/Min.
6. 10. – 12. Lj.	f) 23 – 42 Atemzüge /Min.
7. Jugendliche	g) 15 – 28 Atemzüge/Min.
8. Erwachsene	h) 18 – 26 Atemzüge/Min.

Fortsetzung

Jasper Günz und die Pflegeauszubildende Emily Scholz betrachten weiterhin das Arbeitsblatt. Beide sind im ersten Lehrjahr und tauschen sich sehr gerne über ihre ersten praktischen Pflegeerfahrungen aus. Emily erinnert sich an ihren letzten Praxiseinsatz auf der internistischen Station. Zum ersten Mal in ihrem Leben war sie Zeugin, als eine junge Frau hyperventilierte. Emily war mit ihr alleine im Patientenzimmer, bis endlich die Praxisanleiterin kam. Diese suchte die Schülerin dann später noch auf, um ein Gespräch zu der Situation zu führen. Dabei ging sie auch auf die verschiedenen Beobachtungskriterien der Atmung ein. Emily fand das alles sehr interessant und war begeistert, wie wichtig Pflegepersonen und das entsprechende Fachwissen für die zu pflegenden Menschen gerade in Notsituationen sind.

Beurteilung der Atmung

AUFGABE 5

1. Eupnoe	a) Gesunde, normale Atmung
2. Tachypnoe	b) Verminderte Atemfrequenz (beim Erwachsenen < 12 Atemzüge/Min.)
3. Bradypnoe	c) Atemstillstand
4. Apnoe	d) Gesteigerte Atemfrequenz (beim Erwachsenen > 20 Atemzüge/Min.; Kann bis zu 100 Atemzüge/Min. betragen)

Atemtiefe und -intensität

AUFGABE 6

1. Bei einer Hyperventilation …	a) Paniksituationen und starke Aufregung.
2. Eine Hyperventilation wird häufig verursacht durch …	b) Immobilität, schmerzbedingte Schonhaltung nach Operationen im Bauch und/oder Thorax oder Lungenerkrankungen mit Sekretverlegung.
3. Bei einer Hypoventilation …	c) besteht eine zu geringe Belüftung der Alveolen mit einem verminderten Atemminutenvolumen. Der Kohlendioxidwert steigt an.
4. Hypoventilationen können unter anderem verursacht werden durch …	d) besteht eine zu geringe Belüftung der einzelnen Lungenabschnitte. Dies geschieht meist durch eine zu geringe Atemtiefe, bzw. -intensität.
5. Bei einer Hypopnoe …	e) sind ganze Lungenbezirke minderbelüftet, so dass die Alveolen in diesen Bezirken nicht am Gasaustausch teilhaben können.
6. Bei einer Atelektase …	f) ist das Atemminutenvolumen höher als erforderlich. Hierdurch verringert sich das Kohlendioxid.

Fortsetzung

Die Pflegeauszubildenden kommen zur nächsten Aufgabe:
Nennen Sie 4 pathologische Atemmuster und beschreiben Sie diese.
Jasper erinnert sich an eine Atmung, die kurz vor dem Eintritt des Todes vorkommen kann. Aber wie hieß die nochmal?

AUFGABE 7 Pathologische Atemmuster

1. Normale Ruheatmung	a) Regelmäßig und gleichmäßig tief 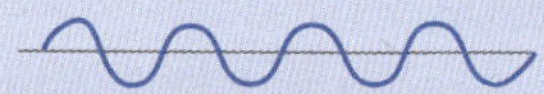
2. Kußmaul-Atmung	b) Abnorm vertieft, aber regelmäßig 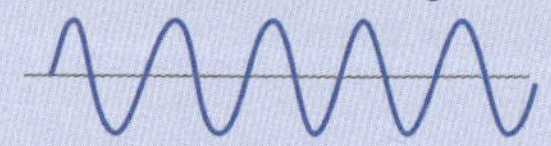
3. Cheyne-Stokes-Atmung	c) Einzelne schnappende Atemzüge, zwischen denen lange Pausen liegen 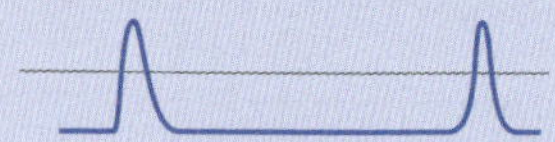
4. Schnappatmung	d) Mehrere gleichmäßig tiefe und kräftige Atemzüge mit einer deutlichen und regelmäßig wiederkehrenden Atempause 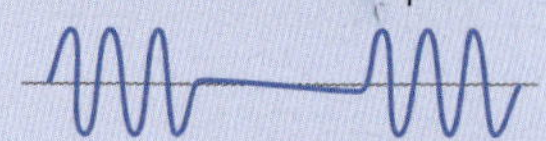
5. Biot-Atmung	e) Periodisch wiederkehrendes An- und Abschwellen der Atemzüge mit kurzen Pausen 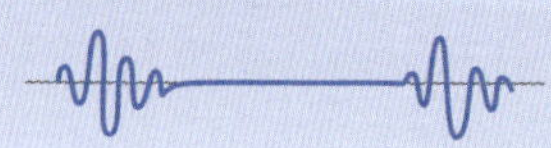

[A400, L143]

AUFGABE 8

1. Tritt vor allem kurz vor dem Tod auf.	a) Cheyne-Stokes-Atmung
2. Tritt bei einer Übersäuerung (Azidose) des Blutes auf (z. B. diabetisches Koma). Der Körper versucht verstärkt CO_2 abzuatmen, um den niedrigen pH-Wert zu korrigieren.	b) Biot-Atmung
3. Wird beobachtet bei schweren Schädigungen des Atemzentrums und bei Herzerkrankungen infolge der verlangsamten Blutzirkulation. Kann auch bei Sterbenden im präfinalen Stadium beobachtet werden.	c) Schnappatmung
4. Kann bei Hirndrucksteigerung (z. B bei Schädel-Hirn-Trauma) oder bei Früh- und Neugeborenen vorkommen.	d) Physiologisches Atemmuster
5. Das Zeitverhältnis zwischen Einatmung und Ausatmung entspricht etwa 1 : 2 (die Ausatmung dauert etwa doppelt so lange wie die Einatmung).	e) Kußmaul-Atmung

Atemgeruch

AUFGABE 9

1. Azetongeruch (obstartig)	a) Typisch für Zerfallsprozesse in den Atemwegen (z. B. Lungenkarzinom)
2. Ammoniakgeruch (ähnlich Salmiakgeist)	b) Typisch für diabetisches Koma
3. Foetor hepaticus (wie frische Leber)	c) Typisch für bakterielle Infektionen (z. B Pneumonie)
4. Fäulnisgeruch (übel riechend bis faulig-stinkend)	d) Typisch für Leberversagen (Leberzerfallskoma)
5. Eitergeruch (fad-süßlich)	e) Typisch für schwere Beeinträchtigung der Leberfunktion
6. Foetor uraemicus (urinartig)	f) Endstadium Nierenversagen

Atemtyp

AUFGABE 10

1. Die Bauchatmung …	a) kann Auslöser für eine vorwiegende Brustatmung sein, welche die Atemintensität beeinträchtigt.
2. Die Brustatmung …	b) geht überwiegend von den Zwischenrippenmuskeln aus.
3. Eine schmerzbedingte Schonatmung …	c) wird hauptsächlich vom Zwerchfell übernommen.
4. Die Mischatmung …	d) ist eine Kombination von Abdominal- und Brustatmung und kommt insbesondere bei starker körperlicher Betätigung vor.
5. Die Auxiliaratmung …	e) beschreibt eine pathologische Veränderung des Atemtyps. Sie kann bei Pneumothorax oder Rippenserienfrakturen vorliegen und zeichnet sich durch eine asymmetrische Brustkorbbewegung aus: Die betroffene Seite senkt sich bei der Einatmung und hebt sich bei der Ausatmung.
6. Die paradoxe Atmung …	f) beschreibt eine pathologische Veränderung des Atemtyps. Hierbei wird die Atemhilfsmuskulatur zur Unterstützung der Atmung eingesetzt (z. B. bei starker Dyspnoe).

Schweregrade der Dyspnoe

AUFGABE 11

1. Grad 0	a) Atemnot bei Treppensteigen, Bergaufgehen
2. Grad I	b) Muss wegen Atemnot nach 100 m anhalten
3. Grad II	c) Atemnot beim An- und Ausziehen; zu kurzatmig, um das Haus zu verlassen
4. Grad III	d) Atemnot bei Gehen in der Ebene
5. Grad IV	e) Atemnot nur bei außergewöhnlicher Belastung

2 HERZ-KREISLAUF-SYSTEM

Lernsituation

„Herrjemine! Was fummeln Sie denn da jetzt schon wieder an mir rum?! Am Hals! Am Hals habe ich Ihnen doch gesagt! Da klappt das bei mir nie! Nee, nee, nee, Ihre Schüler sind auch nicht mehr das, was sie mal waren, Herr Kerner." Franz Kerner, Pflegefachmann und Inhaber eines ambulanten Pflegedienstes, lacht. Schließlich fährt er jetzt schon seit acht Jahren zu der 78-jährigen Helene Maurer. Und er weiß genau, was für ein herzlicher Mensch hinter dieser kratzbürstigen Oberfläche zum Vorschein kommen kann. Julius Rauch weiß das allerdings noch nicht und ist so langsam ein wenig genervt von diesem Besuch – auch, wenn er versucht, sich das nicht anmerken zu lassen: „Bei allem Respekt, Frau Maurer, wenn Sie vielleicht mal für einen Moment Ihren Arm still halten könnten, dann wäre es durchaus möglich, die Pulsmessung an Ihrem Handgelenk durchzuführen." Weiter geht's – noch gibt Julius nicht auf!

Puls – Physiologische Grundlagen

AUFGABE 1

1. Die Pulskontrolle …	a) entsteht dadurch, dass bei jedem Herzschlag Blut in die Aorta ausgestoßen wird, welches sich dann im arteriellen Gefäßsystem ausbreitet.
2. Die Pulswelle …	b) ist die Anzahl der ertasteten Pulswellen je Minute.
3. Der Pulsschlag …	c) ist die Bewertung der Beschaffenheit der Pulswelle. Der Puls kann z. B. hart oder weich sein.
4. Die Pulsfrequenz …	d) ist Resultat einer Druckwelle, die an oberflächlichen Arterien getastet werden kann.
5. Der Pulsrhythmus …	e) ist sehr wichtig zur Beurteilung der Herz- und Kreislauffunktion.
6. Die Pulsqualität …	f) ist die zeitliche Abfolge der Pulswellen in regelmäßigen oder unregelmäßigen Abständen.

AUFGABE 2

1. Innerhalb einer Minute pumpt das Herz eines Erwachsenen etwa …	a) fünf Liter Blut in den Körper (Herzminutenvolumen).
2. Bei einem einjährigen Kind pumpt das Herz innerhalb einer Minute ca. …	b) einen Liter Blut in den Körper (Herzminutenvolumen).
3. Das Herzminutenvolumen eines fünf Jahre alten Kindes beträgt etwa …	c) 3,75 Liter Blut.
4. Bei einem zehn Jahre alten Kind beträgt das Herzminutenvolumen ungefähr …	d) 2,5 Liter Blut.
5. Bei Jugendlichen beträgt das Herzminutenvolumen …	e) 4–5 Liter Blut.

Geeignete Taststellen zur Pulsmessung

AUFGABE 3

1. A. temporalis	a) Speichenschlagader
2. A. axillaris	b) Oberschenkelschlagader
3. A. brachialis	c) Oberflächliche Schläfenschlagader
4. A. radialis	d) Ellenschlagader
5. A. ulnaris	e) Fußrückenschlagader
6. A. carotis communis	f) Kniekehlenschlagader
7. A. femoralis	g) Hintere Schienbeinschlagader
8. A. poplitea	h) Achselschlagader
9. A. tibialis posterior	i) Halsschlagader
10. A. dorsalis pedis	j) Armschlagader

Die Pulsmessung

AUFGABE 4

1. Im ersten Schritt …	a) wird die Pulsfrequenz pro Minute gezählt.
2. Im zweiten Schritt …	b) müssen die Pulswellen eine Minute lang ausgezählt werden.
3. Ist der Puls rhythmisch, …	c) kann an oberflächlichen Arterien getastet werden, die weiter vom Herzen entfernt sind (z. B. A. radialis am Handgelenk). Schwache Pulswellen können hier jedoch nicht mehr getastet werden.
4. Ist der Puls nicht rhythmisch (Arrhythmie), …	d) reicht es, die Pulsschläge 15 Sekunden lang zu zählen und diese mit vier zu multiplizieren.
5. Der zentrale Puls …	e) konzentriert sich die Pflegefachperson ausschließlich auf den Pulsrhythmus.
6. Der periphere Puls …	f) kann an großen, herznahen Arterien (z. B. A. carotis) erfasst werden und gibt die relativ genaue Herzfrequenz wieder.

Fortsetzung

„So, und? Nächsten Sonntag habe ich ‘ne Kaffeefahrt gebucht, wäre nett, wenn Sie bis dahin mal fertig wären!“, äußert Frau Maurer ganz nebenbei, während sie, die Brille auf der Nasenspitze sitzend, die Fernsehzeitschrift für heute Abend durchsieht. Julius atmet ein und aus, bevor er ihr Handgelenk loslässt und antwortet: „Keine Sorge, Frau Maurer. Ich bin schon fertig. Sie haben einen Puls von …“ Die ältere Dame fängt an, eine Kekspackung zu öffnen, was ein recht lautes und unangenehmes Geräusch verursacht. Dann sieht sie den Pflegeschüler erschrocken an und sagt: „Was? 180?! So ein Quatsch!“ „Nein! Nicht 180.“ So langsam ist Julis fix und fertig.

Pulsfrequenz

AUFGABE 5

1. Neugeborene (bis 28 Lebenstage)	a) 80/Min.
2. Kleinkinder (2.–3. Lebensjahr)	b) 90/Min.
3. Kinder (4.–12. Lebensjahr)	c) 120/Min.
4. Jugendliche (13.–18. Lebensjahr)	d) 95/Min.
5. Erwachsene (ab 19. Lebensjahr)	e) 140/Min.
6. Ältere Menschen (ab ca. 60. Lebensjahr)	f) 70/Min.

AUFGABE 6

1. Tachykardie	a) Gesteigerte Herzfrequenz
2. Bradykardie	b) Pulslosigkeit
3. Asystolie	c) Differenz zwischen peripherem Puls und Anzahl der Herzkontraktionen
4. Pulsdefizit	d) Verminderte Herzfrequenz

Fortsetzung

„Ich hab's befürchtet! Jetzt kommt der auch noch mit so 'nem Manschettending an. Damit wurde bei meiner Großmutter Blutdruck gemessen! Hier, Sie dürfen mein elektrisches Messgerät fürs Handgelenk benutzen." Julius denkt sich: „Wann ist das hier nur endlich vorbei?!", äußert sich jedoch nach wie vor höflich: „Das mag sein, Frau Maurer, aber ich würde gerne die auskultatorische Blutdruckmessung vornehmen, wenn es Ihnen recht ist. Ich muss es so oft wie möglich üben. Und außerdem ist diese Form der Messung in der Pflege üblich." „Oh, auskultatorisch! Na, dann bitte ich vielmals um Entschuldigung, Herr Doktor!" Julius zwingt sich zu einem Lächeln und kann es nicht erwarten, endlich diese Wohnung zu verlassen. Jetzt aber nicht ärgern lassen! Er konzentriert sich und geht im Kopf nochmal die physiologischen Blutdruckwerte durch.

Blutdruck – Physiologische Grundlagen

AUFGABE 7

1. Kraft, die das Blut auf die Gefäßwände ausübt	a) Systolischer Blutdruck
2. Maximaler Druck in den Arterien (während Herzkammersystole)	b) Blutdruck
3. Minimaler Druck in den Arterien (während Herzkammerdiastole)	c) Mitteldruck
4. Druck zwischen systolischem und diastolischem Blutdruck (MAD)	d) Diastolischer Blutdruck
5. Differenz zwischen systolischem und diastolischem Blutdruck	e) Blutdruckamplitude

AUFGABE 8

1. RR	a) Diastolischer Blutdruck
2. Strömungsgeräusche	b) Systolischer Blutdruck
3. Erster hörbarer Klopfton	c) Riva-Rocci
4. Letzter hörbarer Klopfton	d) Millimeter Quecksilbersäule
5. mmHg	e) Korotkow-Töne

Physiologische Blutdruckwerte

AUFGABE 9

1. Neugeborene (> 2.000 g, bis 28 Lebenstage)	a) 110/70 mmHg
2. Säuglinge (29. Lebenstag bis 1. Lebensjahr)	b) 95/60 mmHg
3. Kleinkinder (2. bis 3. Lebensjahr)	c) 140/90 mmHg
4. Kinder (4. bis 12. Lebensjahr)	d) 120/80 mmHg
5. Jugendliche (13. bis 18. Lebensjahr)	e) 100/60 mmHg
6. Erwachsene (ab 19. Lebensjahr)	f) 60/40 mmHg
7. Ältere Menschen (> 60 Jahre)	g) 80/60 mmHg

Beurteilung des Blutdrucks

AUFGABE 10

1. 100/50 mmHg (Erwachsener)	a) Hypertonie
2. 160/100 mmHg (Erwachsener)	b) Primäre Hypertonie
3. Z. B. Blutverlust, Schock, Herzinsuffizienz (unter anderem)	c) Hypotonie
4. Z. B. Gefäß- oder Nierenerkrankung (unter anderem)	d) Hypertonie
5. Unklare Ursachen in Bezug auf Blutdruckveränderung	e) Hypotonie

3 KÖRPERTEMPERATUR

Lernsituation

Die Pflegeschülerin Mila Petrović hat gerade auf der internistischen Station ihre Übergabe für den Frühdienst bekommen. Nun macht sie sich mit ihren Kolleginnen und Kollegen an die Arbeit. Beim ersten morgendlichen Rundgang durch die Zimmer gibt es immer schon einiges zu tun. Neben den Vitalzeichen gilt es die Körpertemperatur aller zu pflegenden Menschen zu kontrollieren. Mila begrüßt freundlich die Patientin im ersten Bett und misst ihre Temperatur. Dabei geht sie in Gedanken noch einmal einiges durch, was sie bisher zur Körpertemperatur gelernt hat.

Physiologische Grundlagen

AUFGABE 1

1. Die Körpertemperatur …	a) liegt im Hypothalamus.
2. Das Temperaturregulationszentrum …	b) erhöht der Körper die Wärmeproduktion.
3. Der Soll-Wert der Körperkerntemperatur …	c) ist ein Maß für den Wärmezustand des Körpers.
4. Liegt der Ist-Wert unter dem Soll-Wert, …	d) liegt physiologisch bei 37 °C.
5. Liegt der Ist-Wert über dem Soll-Wert, …	e) steigert der Körper die Wärmeabgabe.

Beobachtung und Dokumentation

AUFGABE 2

1. Ausdrücke wie „Fieber messen" und „Fieberkurve" sind …	a) fachlich korrekt.
2. Die Bezeichnungen „Temperaturkurve" und „Messen der Körpertemperatur" sind …	b) miteinander verbunden werden.
3. Nur Messwerte, die mit der gleichen Methode ermittelt wurden, dürfen in der Dokumentation …	c) nicht täglich kontrolliert werden.
4. In der Temperaturkurve soll üblicherweise bei der rektalen Messung der Punkt für den Messwert …	d) eingekreist werden.
5. In der ambulanten Pflege und in der stationären Altenpflege muss die Temperatur üblicherweise …	e) fachlich nicht korrekt.

Beurteilung der Körpertemperatur

AUFGABE 3

1. Unter Hypothermie versteht man …	a) eine Hitzeerschöpfung bedingt durch starkes Schwitzen bei hohen Umgebungstemperaturen und zu wenig Flüssigkeitszufuhr.
2. Unter Hyperthermie versteht man …	b) eine Unterkühlung.
3. Ein Hitzekollaps ist …	c) 30 °C.
4. Bei einer Hypothermie sinkt die Körpertemperatur auf unter …	d) eine Erhöhung der Körpertemperatur ohne Veränderung des Soll-Werts.
5. Lebensgefahr besteht bei Körpertemperaturen unter …	e) 35 °C.

Schweregrade

AUFGABE 4

1. Die Normaltemperatur liegt bei …	a) 36,5 °C–37,4 °C.
2. Die subfebrile Temperatur liegt bei …	b) 38,6 °C–39,0 °C.
3. Leichtes Fieber besteht bei …	c) 39,1 °C–39,9 °C.
4. Mäßiges Fieber besteht bei …	d) 37,5 °C–38,0 °C.
5. Hohes Fieber besteht bei …	e) 38,1 °C–38,5 °C.
6. Sehr hohes Fieber und Gefahr der Eiweißgerinnung und Tod besteht bei …	f) 40,0 °C–42,0 °C.

Fortsetzung

Nachdem Mila alle Werte der ersten Patientin dokumentiert hat, wendet sie sich der zweiten zu. Diese hat direkt eine Frage: „Wo kann man eigentlich überall die Körpertemperatur messen? Und stimmt es, dass es verschiedene Fieberarten gibt?“ „Ja, das stimmt!“, erwidert die Pflegeschülerin und klärt die Dame weiter auf.

Messorte

AUFGABE 5

1. Sublingual	a) Blase
2. Oral	b) Am äußeren Gehörgang
3. Rektal	c) Im Mund
4. Tympanal	d) In der Leistenbeuge
5. Inguinal	e) Unter der Zunge
6. Auf der …	f) Im Mastdarm
7. In der …	g) Haut

Fieberarten

AUFGABE 6

1. Infektiöses Fieber …	a) wird durch Mikroorganismen oder deren Toxine verursacht, die über die Blutbahn in den gesamten Körper gelangen (septisches Fieber). Der Körper reagiert mit Schüttelfrost und Temperaturen bis 40 °C.
2. Resorptionsfieber …	b) kann typischerweise 2–3 Tage nach einem Trauma oder einer OP entstehen. Meist liegt die Fieberhöhe hierbei nicht über 38,5 °C.
3. Zentrales Fieber …	c) entsteht als Reaktion auf körperfremdes oder artfremdes Eiweiß (z. B. durch Impfungen oder Bluttransfusionen). Auch maligne Tumoren können es hervorrufen.
4. Toxisches Fieber …	d) ist eine Folge von Schädel-Hirn-Verletzungen, Schädeloperationen, Gehirnentzündungen. Es kommt zu einer Störung des Wärmeregulationszentrums. Das Fieber kann hierbei über 40 °C erreichen. Fiebersenkende Arzneimittel sind in diesem Fall keine ausreichende Hilfe.

Fortsetzung

Mila und die anderen Pflegefachpersonen betreten das nächste Patientenzimmer. Hier liegt Hermann Wilhelm. Herr Wilhelm ist 73 Jahre alt. Bei ihm ist es in den letzten Tagen zu einem sehr gefährlichen Flüssigkeitsverlust gekommen. Der allein lebende Herr hatte einen fieberhaften Infekt mit Durchfall und Erbrechen. In der Phase der Fieberhöhe war er so geschwächt, dass er nicht mehr aus seinem Bett aufstehen konnte. Glücklicherweise hat seine Nachbarin einen Schlüssel und alarmierte bei einem Besuch sofort den Arzt. Der Flüssigkeitsverlust wurde durch eine Infusionstherapie ausgeglichen. Da Herr Wilhelm an einer Herzerkrankung leidet und somit ein Risikopatient ist, musste sein hohes Fieber gesenkt werden. Mila hat alles miterlebt und sich sehr gefreut, als es ihm in der Phase des Fieberabfalls schon wieder viel besser ging.

Fieberphasen

AUFGABE 7

1. In der Phase des Fieberanstiegs …	a) sinkt der Soll-Wert.
2. Bei Schüttelfrost …	b) produziert der Körper Wärme, um den Ist-Wert an den erhöhten Soll-Wert im Wärmeregulationszentrum anzugleichen.
3. In der Phase der Fieberhöhe …	c) reagiert der Körper auf einen stark erhöhten Soll-Wert im Wärmeregulationszentrum. Der Körper leistet Schwerstarbeit, Kreislauf und Atmung sind beschleunigt. Der Betroffene friert und die Haut fühlt sich kühl an.
4. In der Phase des Fieberabfalls …	d) bleibt die Wärmebildung auf erhöhtem Niveau. Der Mensch ist geschwächt und verliert Flüssigkeit.

AUFGABE 8

1. Fieberanstieg	a) Warme, gerötete Haut, Schwächegefühl, Appetitlosigkeit 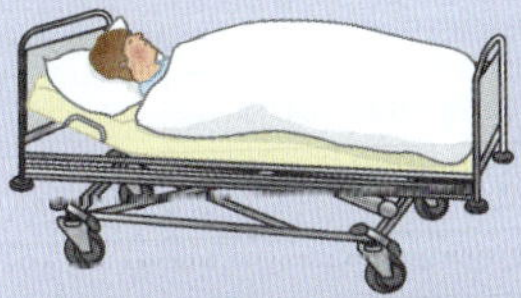
2. Fieberhöhe	b) Zu pflegender Mensch friert, kalte Extremitäten, Muskelzittern 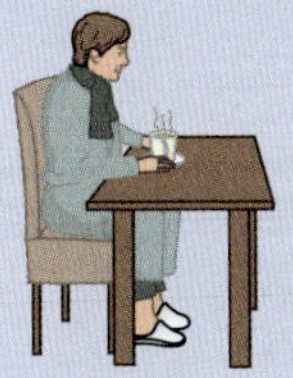
3. Fieberabfall	c) Zu pflegender Mensch schwitzt stark, hohe Kreislaufbelastung, Gefahr der Krisis 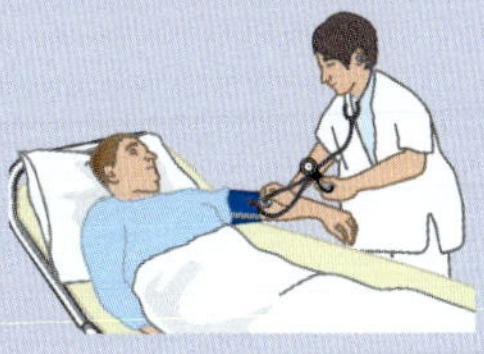

[L138, L143]

Pflege im Fieberanstieg

AUFGABE 9

1. Um den Körper des zu pflegenden Menschen zu unterstützen, …	a) soll der zu pflegende Mensch nicht allein gelassen werden und die Vitalzeichen sollen kontrolliert werden.
2. Bei Schüttelfrost …	b) ist eine neue Soll-Temperatur erreicht.
3. In der Phase des Fieberanstiegs …	c) sollen Pflegende regelmäßig Blutdruck, Puls und Temperatur kontrollieren.
4. Wenn der Patient nicht mehr friert, zittert und sich warm anfühlt, …	d) ist bei der Verwendung von Heizdecken und Wärmflaschen Vorsicht geboten (Verbrennungsgefahr)!
5. Cave: Bei der Wärmezufuhr …	e) sollen Pflegende von außen Wärme zuführen bzw. einen Wärmeverlust verhindern (Decke, warme Getränke etc.).

Pflege in der Fieberhöhe

AUFGABE 10

1. In der Phase der Fieberhöhe können …	a) kühle Getränke gereicht werden.
2. Es dürfen …	b) eiskalte Getränke gereicht werden.
3. Es dürfen nicht …	c) Wärmequellen entfernt und Raumtemperatur gesenkt werden.
4. Kühle Waschungen, Wadenwickel und/oder ein kühler Waschlappen für die Stirn …	d) sind in dieser Phase nicht zu empfehlen.
5. Zusätzliche Wärmequellen …	e) sind in dieser Phase nach Bedarf zu empfehlen.

Pflege im Fieberabfall

AUFGABE 11

1. Einen langsamen Fieberabfall innerhalb mehrerer Tage nennt man …	a) die Gefahr besteht, dass der zu pflegende Mensch kollabiert (Flüssigkeitsverlust, Anstrengung).
2. Einen schnellen Temperaturabfall innerhalb weniger Stunden nennt man …	b) es zu einem allgemeinen Kreislaufversagen kommen kann (Schock).
3. Besuche nach Möglichkeit verschieben, da …	c) Krisis.
4. Mobilisation langsam und unter Aufsicht, da …	d) Lysis.
5. Bei einer schnellen und kritischen Entfieberung sofort fiebersenkende Maßnahmen beenden, da …	e) die zu pflegenden Menschen meist sehr erschöpft sind.

4 HAUT- UND KÖRPERPFLEGE

Lernsituation

Maria Rodrigues geht viel durch den Kopf. In Gedanken spielt sie alles durch, was sie heute als Stationsleitung einer internistischen Station eigentlich zu tun hätte. Aber wer hätte gedacht, dass ausgerechnet jetzt so viele Neuzugänge aufgenommen werden? Nun muss die Arbeit auf ihrem Schreibtisch warten und Maria hilft beim Morgenrundgang mit. Der erste Patient, Manfred Karlsberg, ist 89 Jahre alt und benötigt Unterstützung beim Duschen. Er freut sich, die Pflegefachfrau zu sehen. Meist hat sie nur wenig Zeit und die Patientinnen und Patienten bekommen kaum etwas von ihr mit, obwohl ihr eigentlich der Kontakt mit den zu pflegenden Menschen auf ihrer Station sehr wichtig ist. Herr Karlsberg geht mit Hilfe eines Rollators ins Bad. Maria hilft ihm, sich auf den Duschsitz zu setzen. Sie hilft ihm beim Ausziehen und reicht ihm alles, was er benötigt. Herr Karlsberg fängt an, sich abzuduschen, während Maria ihm den Rücken wäscht. Währenddessen denkt sie an ihre erste Zeit in der Pflege zurück und was sie erst alles in Bezug auf die Körperpflege lernen musste. Sie staunt immer wieder, wie vielseitig und wichtig dieser Teil ihres Berufes ist.

Spezifische Indikationen der Ganzkörperwaschung

AUFGABE 1

1. Zu pflegende Menschen nach Schlaganfall und mit verändertem Muskeltonus	a) Waschung gegen Haarwuchsrichtung mit ausgewrungenem Waschlappen. Nicht abtrocknen, damit Wasser nachkühlen kann (ggf. Pfefferminztee als Zusatz ins Wasser)
2. Zu pflegende Menschen mit gestörter Hautflora (z. B. Diabetiker)	b) Belebende, hautstabilisierende Waschung (ggf. Zitrone als Zusatz ins Wasser)
3. Zu pflegende Menschen mit Fieber	c) Beruhigende Waschung (ggf. Salbeitee als Zusatz ins Wasser)
4. Zu pflegende Menschen mit starker Schweißsekretion	d) Beruhigende Waschung (ggf. Obstessig als Zusatz ins Wasser)
5. Zu pflegende Menschen mit starkem Körpergeruch	e) Körperpflege nach Bobath-Konzept

Physiologische Veränderungen der Hautfarbe

AUFGABE 2

1. Rötung	a) Bläuliche Verfärbung durch mangelnde Sauerstoffsättigung des Bluts (Kälteempfindlichkeit)
2. Blässe	b) Gefäßweitstellung (körperliche Anstrengung, Sport, Hitze, Aufregung, Scham)
3. Ikterus	c) Gelbfärbung durch Ablagerung des Gallenfarbstoffs Bilirubin (Neugeborene)
4. Zyanose	d) Gefäßengstellung, Mangeldurchblutung (Schreck, Angst, Kälte, Veranlagung)

Pathologische Veränderungen der Hautfarbe

AUFGABE 3

1. Rötung	a) Fieber, Verbrennungen, Entzündungen, Hypertonie
2. Blässe	b) Blutung, Hypotonie, Anämie, arterielle Durchblutungsstörungen
3. Ikterus	c) Herzinsuffizienz, Herzfehler, respiratorische Insuffizienz
4. Zyanose	d) Lebererkrankungen, Hämolyse

Effloreszenzen

AUFGABE 4

1. Fleck (Makula), Bläschen, Knötchen, Quaddel	a) Typische primäre Effloreszenzen (unmittelbar durch Erkrankung bedingt)
2. Abszess, Kruste, Schuppen, Geschwür	b) Typische sekundäre Effloreszenzen (Folge einer Primäreffloreszenz)

Hautbeurteilung

AUFGABE 5

1. Kinderhaut …	a) hat eine verminderte Talgproduktion und ist anfällig für Juckreiz.
2. Die Haut von Jugendlichen …	b) hat kaum Unreinheiten sowie weder zu viel noch zu wenig Fett.
3. Erwachsenenhaut …	c) ist öfter unrein und fettig, da die Talgdrüsenproduktion unausgeglichen und oft gesteigert ist.
4. Normale Haut …	d) zeichnet sich aus durch eine verminderte Zellteilung sowie durch Elastin- und Kollagenverlust.
5. Trockene Haut …	e) weist eine fettige Gesichtsmitte und trockene Wangen auf.
6. Fettige Haut …	f) hat eine zu starke Talgproduktion und geht oft mit Hautunreinheiten sowie groben Poren einher.
7. Mischhaut …	g) ist fettarm und wasserreich, da kaum Talg produziert wird. Sie ist empfindlich und reagiert stark auf Sonne, Kälte und Wind.
8. Altershaut …	h) wird in vier verschiedene Hauttypen unterschieden.

Hautturgor (Hautspannung)

AUFGABE 6

1. Typisch u. a. bei Ödemen und Blutergüssen ist …	a) ein pathologisch herabgesetzter Hautturgor.
2. Typisch u. a. bei Mangelernährung und Kachexie ist …	b) ein pathologisch erhöhter Hautturgor.

Mund- und Zahnpflege

AUFGABE 7

1. Eine gesunde Mundschleimhaut ist …	a) gerötet, geschwollen (z. B. bei Entzündungen) oder kann rundliche flache Erosionen aufweisen (Aphten), die sehr schmerzhaft sind.
2. Eine veränderte Mundschleimhaut ist unter anderem …	b) Verwendung eines Zungenreinigers nach vorherigem Aufweichen der Beläge z. B. mit pflanzlichen Ölen.
3. Mundsoor entsteht durch …	c) rot, feucht und glänzend ohne Beläge, Verletzungen oder Bläschen.
4. Eine zu trockene Mundschleimhaut kann entstehen durch …	d) Mundatmung, zu geringe Flüssigkeitszufuhr, zu geringe Speichelbildung, spezielle Medikamente (Nebenwirkung).
5. Zum Entfernen von Schleimhautbelägen, Zungenbelägen und Borken eignet sich die …	e) einen Hefepilz (meist Candida albicans). Typisch hierbei ist ein weißlich grauer Belag.

Fortsetzung

Maria Rodrigues und Herr Karlsberg sind fertig mit Duschen und Haarewaschen. Nun unterstütz die Pflegefachfrau den Patienten beim Abtrocknen und Ankleiden. Herr Karlsberg hält sich am Waschbecken fest, sodass Maria das Gesäß abtrocknen und eincremen kann, um dann Unterhose und Hose hochzuziehen. Dabei fällt ihr eine auffällige Rötung an seinem Steißbein auf. Sie macht den Fingertest und veranlasst sofort nach der Körperpflege Maßnahmen zur Dekubitusprophylaxe.

Schweregrade des Dekubitus nach EPUAP (European Pressure Ulcer Adversory Panel)

AUFGABE 8

1. Kategorie I	a) Flaches Geschwür der Epidermis und von Teilen der Dermis 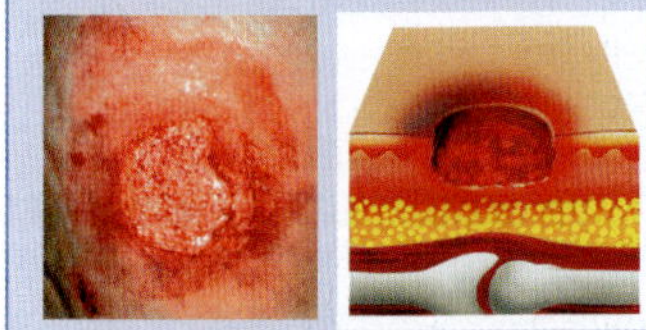
2. Kategorie II	b) Schädigung aller Hautschichten und von Teilen der Subkutis, teilweise nekrotisch 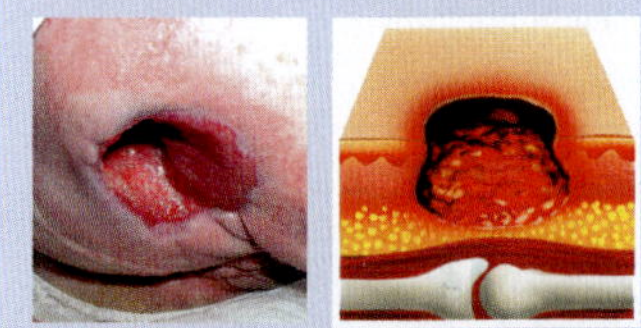
3. Kategorie III	c) Ausgedehnte Zerstörung aller Hautschichten mit Muskel- und Knochenbeteiligung 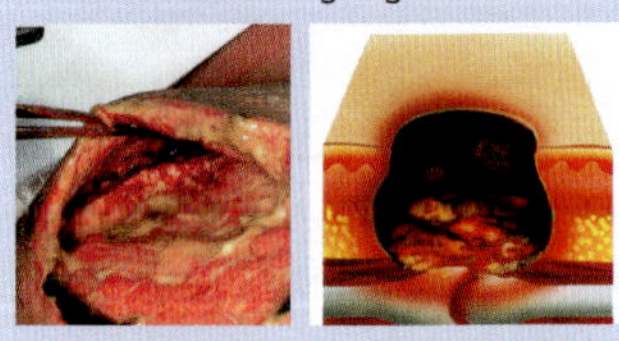
4. Kategorie IV	d) Umschriebene, nicht wegdrückbare Rötung bei intakter Haut 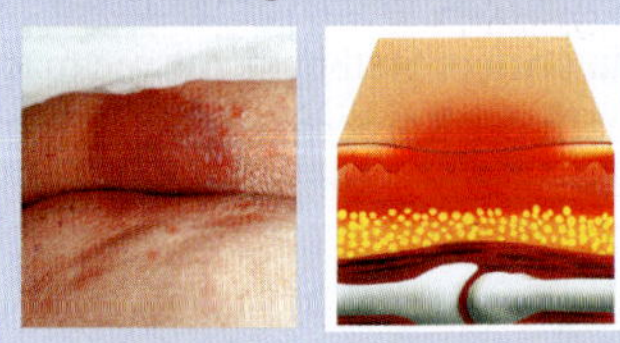

[V220, M291, L143]

Dekubitusentstehung

AUFGABE 9

1. Entscheidend für eine Dekubitusentstehung ist …	a) der Auflagedruck am Gesäß höher als in der flachen Rückenlage.
2. In großem Maß bestimmend für die Druckintensität ist …	b) eine Veränderung der Lage- und Sitzposition.
3. Im Sitzen ist …	c) die Reibung zwischen Unterlage und Haut begünstigender für die Entstehung von Scherkräften.
4. Bei aufgeweichter (mazerierter) Haut ist …	d) die Härte der Unterlage.
5. Immer von Vorteil für die Druckentlastung ist …	e) die Dauer und Intensität der Druckeinwirkung auf bestimmte Hautbezirke.

AUFGABE 10

1. Erhöhte Druckbelastung
2. Geringste Druckbelastung

a)

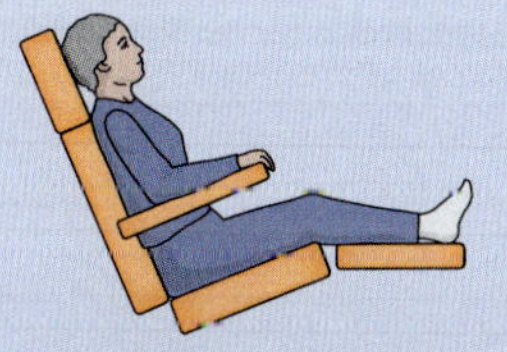

b)

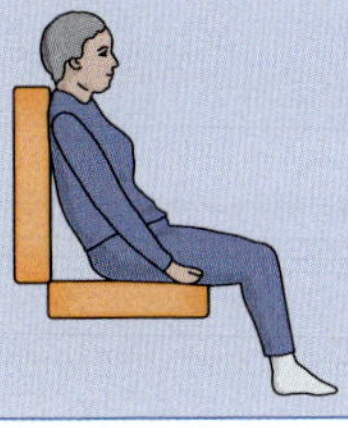

[L157, L143]

AUFGABE 11

1. Dauer und Intensität der Druckeinwirkung auf bestimmte Hautbezirke =	a) Wesentliche Faktoren, welche die Druckdauer oder die Druckintensität beeinflussen
2. Körperposition, Hautfeuchtigkeit, Körpergewicht, Mobilität, Unterlage, Schmerzempfinden und -reaktion =	b) Kraft, die parallel zum Gewebe wirkt
3. Druck =	c) Entscheidend für Dekubitusentstehung
4. Scher- und Zugkraft =	d) Faktor in Bezug auf Abnahme der Gewebetoleranz für Druck
5. Alter =	e) Komprimierte Kraft, die von außen nach innen senkrecht auf das Gewebe ausgeübt wird

Pflege bei Dekubitus

AUFGABE 12

1. Maßgeblich für die Behandlung eines Dekubitus sind die …	a) Grundprinzipien der Wundversorgung.
2. Eine fachgerechte Dekubitusbehandlung erfordert …	b) genaue Beobachtung und ausführliche Dokumentation.
3. Unerlässlich bei der Pflege eines Dekubitus sind …	c) Beurteilung und Berücksichtigung der Schmerzsituation.
4. Im Umgang mit dem zu pflegenden Menschen besonders wichtig sind die …	d) vollwertige Ernährung und ausreichende Flüssigkeitszufuhr.
5. Unterstützt wird eine gute Wundheilung unter anderem durch eine …	e) genaue Kenntnisse der modernen Wundversorgung.

Dekubitusprophylaxe

AUFGABE 13

1. Vollständige Entlastung stark gefährdeter Hautbezirke anstreben durch …	a) regelmäßiges Positionieren und Fördern von Eigenbewegung.
2. Der Dekubitusentstehung bei Immobilität vorbeugen durch …	b) Einsatz druckentlastender und druckvermeidender Hilfsmittel.
3. Frühzeitiges Erkennen von Handlungsbedarf gewährleisten durch …	c) Schulung und Beratung der Angehörigen.
4. Dekubitusprophylaxe im häuslichen Umfeld unterstützen durch …	d) regelmäßige Beurteilung des Hautzustands.

5 ERNÄHRUNG

Lernsituation

Die Pflegeschülerin Magdalena Bernstein hilft dabei, auf der chirurgischen Station das Mittagessen an die Patientinnen und Patienten zu verteilen. Boris Jazeck bekommt noch Schonkost. Er hat eine Magen-Darm-Operation hinter sich. Im Bett nebenan liegt Andrej Kowalzyk. Er bekommt auf eigenen Wunsch und Rat der Ärztin die Reduktionskost, da es für ihn sehr wichtig ist, spätestens jetzt, nach Einsatz eines künstlichen Kniegelenks, einige Kilos abzunehmen. Und dann wäre da noch die laktosefreie Kost für den jungen David Kaiser. „Ohje, hoffentlich bringe ich hier nichts durcheinander!“, denkt sich Magdalena und geht ins nächste Patientenzimmer.

Diät- und Kostformen

AUFGABE 1

1. Vollkost	a) Stark abwehrgeschwächte Patienten
2. Reduktionskost	b) Tumorpatienten, untergewichtige Patienten, Patienten mit Mukoviszidose
3. Wunschkost	c) Patienten mit erhöhtem Cholesterinspiegel (u. a.)
4. Keimarme Kost/Diät	d) Schwer kranke Patienten, z. B. in der letzten Lebensphase
5. Kalorienreiche Kost	e) Stark übergewichtige bzw. adipöse Patienten
6. Fettarme Diät	f) Patienten, die alles essen dürfen
7. Aufbaukost	g) Patienten mit eingeschränktem Kauvermögen
8. Pürierte/passierte Kost	h) Patienten nach längerer Nahrungskarenz (u. a.)

Nahrungsmittel

AUFGABE 2

1. Kohlenhydrate …	a) können vom Körper nicht selbst gebildet werden; sind an jeglichen Vorgängen im Körper beteiligt. Eine Unterversorgung führt zu Mangelerscheinungen.
2. Eiweiße …	b) sind Hauptenergielieferant der Zellen; kommen vorwiegend in pflanzlicher Nahrung vor (z. B. Getreideprodukte und Kartoffeln).
3. Fette …	c) können nicht vom Körper selbst gebildet werden. U. a wichtig für alle Stoffwechselvorgänge.
4. Ballaststoffe …	d) bestehen aus großen Molekülen, die sich aus Aminosäuren zusammensetzen. Kommen in Pflanzen (z. B. Bohnen, Erbsen) und tierischen Lebensmitteln (z. B. Fleisch, Fisch, Milch, Eier) vor.
5. Mineralstoffe …	e) sind zweitwichtigster Energielieferant und Energiespeicher; isolieren gegen Kälte und sind Schutzpolster für innere Organe. Kommen in pflanzlichen (z. B. Nüsse, Avocado) und tierischen Lebensmitteln (Sahne, Butter) vor
6. Spurenelemente …	f) ist unverzichtbar für alle chemischen Reaktionen im Körper.
7. Vitamine …	g) werden nur in kleinsten Mengen in der täglichen Nahrung benötigt. Zu ihnen gehören u. a. Eisen, Jod, Fluor, Selen und Zink.
8. Wasser …	h) sind hauptsächlich unverdauliche Polysaccharide, die vorwiegend in pflanzlichen Lebensmitteln vorkommen (z. B. Vollkornprodukte, Hülsenfrüchte).

Ermittlung des Ernährungszustands

AUFGABE 3

1. Adipositas
2. Kachexie
3. Body-Mass-Index (BMI)
4. Taille-Hüft-Verhältnis (Hip-to-Waist-Ratio)
5. Messung der Trizepshautfalte

a)

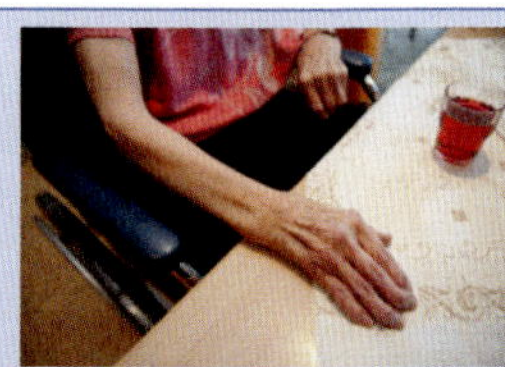

b)

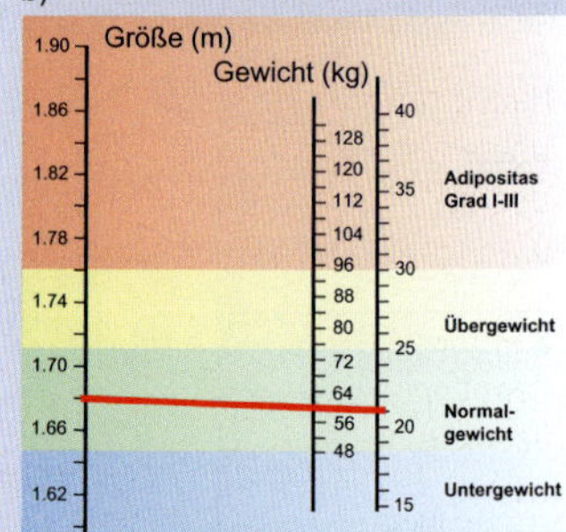

c)

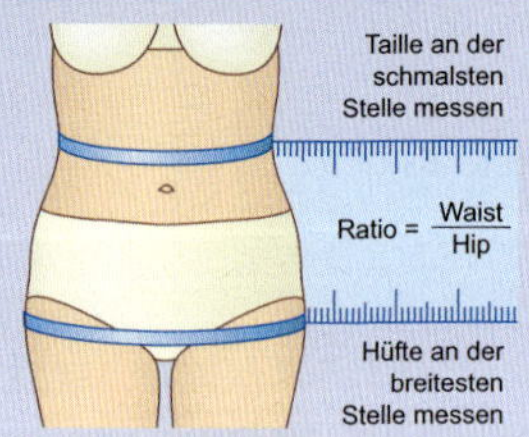

d)

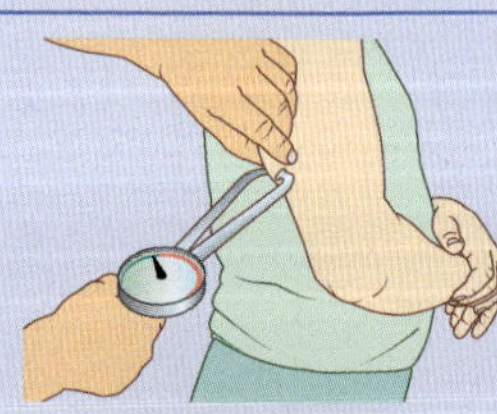

e)

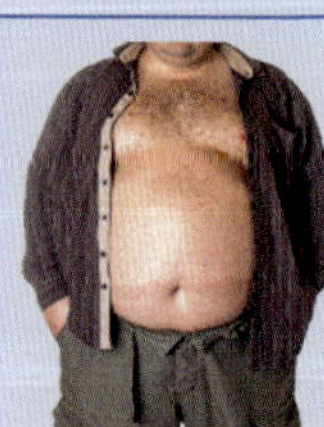

[K157, L255, L234, J787, L143]

Übergewicht und Adipositas

AUFGABE 4

1. Präadipositas ist …	a) der Fachbegriff für Fettleibigkeit.
2. Adipositas ist …	b) keinem Grad der Adipositas.
3. Ein BMI ≥ 40 kg/m^2 entspricht …	c) Bewegungsarmut, Fast Food und Fertiggerichte.
4. Ein BMI < 30 kg/m^2 entspricht …	d) der Fachbegriff für Übergewicht.
5. Hauptursachen für Überernährung und Übergewicht sind u.a. …	e) einer Adipositas Grad III.
6. 3 – 5 % der Betroffenen sind übergewichtig durch …	f) genetische Veranlagung, Erkrankungen (Schilddrüsenunterfunktion, Cushing-Syndrom) und Nebenwirkungen von Medikamenten (z. B. Pille oder Antidepressiva).

Mangelernährung

AUFGABE 5

1. Eine Mangelernährung kann sich auswirken auf …	a) ein multifaktorielles Syndrom mit ungewolltem Gewichtsverlust.
2. Malnutrition ist der Fachbegriff für …	b) Organfunktionen, Sozialleben, Morbidität und Mortalität.
3. Eine Aufgabe von Pflegefachpersonen ist …	c) den Verlust von Skelettmuskelmasse (hauptsächlich durch Alter und Immobilität).
4. Sarkopenie ist der Fachbegriff für …	d) die Mangel- und die Überernährung.
5. Der Begriff der Fehlernährung umfasst …	e) das Erkennen von Ernährungsdefiziten und das Einleiten passender Maßnahmen.
6. Kachexie ist der Fachbegriff für …	f) Mangelernährung (negative Bilanz zwischen Aufnahme und Bedarf).

Fortsetzung

Im letzten Patientenzimmer des Flurs liegt Herr Brecht. Herr Brecht hat aufgrund seines hohen Alters und einer fortgeschrittenen Demenzerkrankung Probleme, das Essen komplett eigenständig zu sich zu nehmen. Mit der Unterstützung seiner Angehörigen oder der Pflegenden klappt es aber meistens sehr gut. Magdalena setzt sich neben ihn auf einen Stuhl und unterstützt seinen Arm, sodass sie gemeinsam die Hand mit dem Essen zum Mund führen können. Die Schülerin genießt solche Momente in der Pflege. Für Magdalena sind sie von sehr großer Bedeutung.

Plötzlich verschluckt sich Herr Brecht stark. Magdalena erschrickt, reagiert aber intuitiv richtig und klopft dem Patienten kräftig zwischen die Schulterblätter. Glück gehabt! Herr Brecht hustet ein Brotstück aus der Luftröhre wieder hervor. Die Schülerin ist beruhigt. Das hat sie bei einem ihrer Praxiseinsätze in einer stationären Altenpflegeeinrichtung schon dramatischer miterleben müssen.

Unterstützung beim Essen und Trinken

AUFGABE 6

1. Essen und Trinken reichen impliziert, …	a) reicht eine Serviette.
2. Man gibt dem zu pflegenden Menschen kein Lätzchen, sondern …	b) reicht das Essen an.
3. Man füttert nicht (außer bei Säuglingen), sondern …	c) das Wegrutschen zu verhindern.
4. Saugnäpfe unter Schneidebrettern oder Eierbechern sind hilfreich, um …	d) den zu pflegenden Menschen mit Respekt zu behandeln.
5. Beim Anreichen von Speisen und Getränken ist es unerlässlich, …	e) den zu pflegenden Menschen so viel wie möglich alleine machen zu lassen.
6. Um den Erhalt bzw. das Wiedererlangen von Selbstständigkeit zu fördern, ist es wichtig, …	f) dem zu pflegenden Menschen immer Zeit zu lassen und nicht zu drängen.

Aspiration

AUFGABE 7

1. Aspiration	a) Unter anderem Behandlung von Schluckstörungen
2. Penetration	b) Schluckstörung
3. Logopädie	c) Störung des Schluckakts aufgrund von Beeinträchtigungen der sensomotorischen Steuerung
4. Dysphagie	d) Eindringen von Fremdkörpern
5. Neurogene Dysphagie	e) Verschlucken

Schluckstörung

AUFGABE 8

1. Der Schluckvorgang ist …	a) ein Anzeichen für eine Schluckstörung.
2. Der Schluckreflex ist …	b) ausgelöst, sobald der Nahrungsbrei an der Rachenhinterwand die Triggerareale berührt.
3. Der Nasen-Rachenraum ist …	c) ausgelöst durch Erkrankungen in Rachen und Kehlkopf (u. a.)
4. Eine Schluckstörung (Dysphagie) wird …	d) beim Schluckvorgang durch das Gaumensegel und die obere Rachenmuskulatur abgedichtet.
5. Eine gurgelnde Sprache nach dem Essen ist (u. a.) …	e) teilweise willentlich und teilweise reflektorisch.

Unterstützung bei Schluckstörungen

AUFGABE 9

1. Mundschlussstörung (Fazialisparese)	a) Lippen lecken lassen, Mund spitzen lassen (u. a.)
2. Gaumensegellähmung	b) Eisstäbchen lecken lassen, Wangen aufblasen lassen (u. a.)
3. Koordinationsstörung	c) feste Speisen essen lassen, Schluckreflex simulieren, richtige Kopfhaltung trainieren
4. Motilitätsstörung der Zunge	d) Zungenbewegungen trainieren, Zunge bürsten/bürsten lassen (u. a.)

Essregeln bei Schluckstörungen

AUFGABE 10

1. Flüssigkeiten …	a) appetitlich anrichten.
2. Pürierte und passierte Kost …	b) regen die Speichelproduktion an.
3. Verschiedene Konsistenzen …	c) ggf. andicken.
4. Deutlich warme oder kalte Speisen …	d) können zu einer subjektiv empfundenen Verschleimung führen.
5. Säurehaltige Speisen …	e) lösen leichter den Schluckreflex aus.
6. Milch und Süßes …	f) nicht mischen (z. B. Joghurt mit Früchten).

6 AUSSCHEIDUNG

Lernsituation

Auf der „Inneren" ist mal wieder viel los! Henry Brand ist Pflegeschüler im zweiten Ausbildungsjahr und hat alle Hände voll zu tun. Ihm gefällt das! Jetzt, wo er das erste Lehrjahr hinter sich hat, darf er endlich mehr Pflegetätigkeiten selbstständig ausführen und kann sich bei Fragen immer an seine Praxisanleiterin Anastasija Petrović wenden. Die beiden befinden sich gerade in einem Patientenzimmer. Im ersten Bett liegt die 63-jährige Patientin Sarah Lee. Bei ihr wurde ein Dauerkatheter gelegt, welcher aktuell abgeklemmt ist. Für eine bakteriologische Untersuchung soll Henry nun an der Membran des Urinableitungssystems Urin entnehmen. Im zweiten Bett befindet sich die 51-jährige Maria Petridis. Hier soll der Urin über 24 Stunden gesammelt werden. Bei der 48-jährigen Dame im dritten Bett, Dorothee Müller, welche aktuell unter starken Ödemen an den Beinen leidet, soll eine Flüssigkeitsbilanzierung durchgeführt werden. Henrys Praxisanleiterin nutzt hierbei jede Gelegenheit, ihrem Schüler alles Wissenswerte über die Miktion, die Miktionshäufigkeit und pathologische Veränderungen der Urinausscheidung näher zu bringen. Nun kommt Henry ganz durcheinander – worauf soll er nochmal achten und was ist eigentlich „normal"? Die Patientenklingel aus einem anderen Patientenzimmer ertönt. „Zimmer 214. Henry, schnell! Das ist Herr Klaas. Da muss sicherlich die Urinflasche geleert werden!" Anastaija lacht. „Sehr witzig!", bemerkt der Schüler und wendet sich wieder dem Katheter zu.

Blasenentleerung

AUFGABE 1

1. Ca. 800 ml	a) Füllmenge der Harnblase, ab welcher Harndrang einsetzt
2. 200–250 ml	b) Füllmenge der Harnblase beim Erwachsenen
3. Quergestreifte Blasenschließmuskulatur	c) Leiten über Nervenimpulse den Harndrang an das Gehirn weiter
4. Dehnungsrezeptoren	d) Verhindert oder erlaubt die willkürliche Blasenentleerung

Physiologische Grundlagen

AUFGABE 2

1. Willkürliche, schmerzlose Blasenentleerung von ca. 200–400 ml Urin im Strahl bei einem Erwachsenen	a) Harnkontinenz
2. Fähigkeit, die Blase willkürlich zu entleeren	b) Wasser (95 %), Harnstoff, Harnsäure, Kreatinin, organische und anorganische Salze, organische Säuren, Farbstoffe, Hormone, wasserlösliche Vitamine
3. Bestandteile von normalem Urin	c) pH-Wert
4. Gibt Aufschluss über das Verhältnis von gelösten Säuren und Basen im Urin	d) Eiweißreiche Kost
5. Erhöht den pH-Wert (alkalisch)	e) Miktion
6. Senkt den pH-Wert (sauer)	f) Kohlenhydratreiche Kost

AUFGABE 3

1. Bei einem Erwachsenen hat die Harnblase ein Fassungsvermögen von …	a) die Dehnungsrezeptoren in der Blasenwand („Meldung" ans Gehirn).
2. Dass das Bedürfnis besteht, die Blase zu entleeren, merkt man meist schon bei …	b) den Blasenschließmuskel.
3. Das Gefühl, Wasser lassen zu müssen. entsteht durch …	c) ca. 800 ml.
4. Eine zu frühe, ungewollte Entleerung wird verhindert durch …	d) die Kontraktion der Blasenmuskulatur sowie unterstützend der Bauch- und Beckenbodenmuskulatur.
5. Eine vollständige Entleerung geschieht durch …	e) ca. 350 ml.

AUFGABE 4

Urinmenge pro Miktion

1. Neugeborenes	a) 5–10 ml
2. Säugling	b) 150 ml
3. Schulkind	c) 200–400 ml
4. Erwachsener	d) 15–30 ml

AUFGABE 5

Miktionshäufigkeit pro Tag

1. Erwachsener	a) 8- bis 10-mal
2. Schulkind	b) 4- bis 6-mal
3. Säugling	c) 12- bis 18-mal
4. Neugeborenes	d) 6- bis 8-mal

AUFGABE 6

Pathologische Veränderungen

1. Dysurie, Algurie	a) Übermäßige Urinausscheidung (ca. > 2.500 ml in 24 Std. beim Erwachsenen)
2. Harnverhalt	b) Vermehrtes nächtliches Wasserlassen
3. Anurie	c) Gefüllte Blase kann nicht entleert werden
4. Oligurie	d) Erschwertes und/oder schmerzhaftes Wasserlassen
5. Polyurie	e) Unfähigkeit die Blase vollständig zu entleeren
6. Restharnbildung	f) Unterschreitung der altersüblichen, physiologischen Urinmenge (ca. < 350 ml in 24 Std. beim Erwachsenen)
7. Nykturie	g) Unterschreitung der altersüblichen, physiologischen Urinmenge (ca. < 170 ml in 24 Std. beim Erwachsenen)

Uringewinnung

AUFGABE 7

1. Urin, der nach der Säuberung des äußeren Genitales in ein Gefäß abgelassen wird (z. B. für Untersuchung mittels Streifenschnelltest).	a) Spontanurin
2. Etwas Urin wird in die Toilette gelassen. Die danach spontan gelassenen 20–40 ml Urin werden in einem sauberen bzw. sterilen Gefäß aufgefangen. Danach wird der restliche noch in der Blase verbliebene in die Toilette entleert.	b) Morgenurin
3. Konzentrierter Urin (z. B. für Schwangerschaftstest).	c) Mittelstrahlurin
4. Wird benötigt, wenn nicht nur festgestellt werden soll, ob ein bestimmter Stoff im Urin enthalten ist, sondern die genaue Menge dieses Stoffs ermittelt werden muss.	d) Katheterurin
5. Kann mit einer Spritze und einer Kanüle an der Membran entnommen werden.	e) Sammelurin
6. Wird bei Säuglingen zur Untersuchung verwendet.	f) Beutelurin

Fortsetzung

Eine Stunde später ist Henry mit seiner Praxisanleiterin im Vorratsraum. Sie suchen alle Materialien für einen transurethralen Blasenkatheter zusammen, der bei einem neuen Patienten gelegt werden soll. Ein wenig muss der Pflegeschüler grinsen – heute dreht sich aber wirklich alles um die Urinausscheidung. „So, Henry. Ich würde sagen, das übernimmst dann du heute mal. Ich bleibe natürlich die ganze Zeit bei dir! Außer, ich muss mal auf Toilette!“ Und schon wieder ertönt das Lachen der Pflegefachfrau. „Spaß! Keine Bange, ich lass‘ dich natürlich nicht allein.“ Doch Henry grinst plötzlich gar nicht mehr. Der junge Mann wird etwas nervös – Katheter legen kennt er bisher nur aus der Theorie.

Legen eines transurethralen Dauerkatheters beim Mann

AUFGABE 8

1. Erster Schritt (nach Vorbereitung des Patienten, Anlegen der sterilen Handschuhe und Vorbereitung des Materials)	a) Gleitgel auf die Harnröhrenmündung und in die Harnröhre geben. 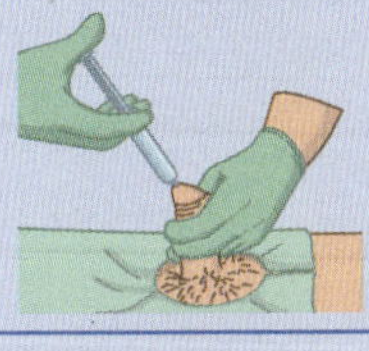
2. Zweiter Schritt (nach Einwirkzeit des Desinfektionsmittels)	b) Bei geringem Widerstand nach ca. 10 cm Penis senken und Katheter weiterschieben, bis Urin fließt; bei stärkerem Widerstand oder Schmerzen Vorgang abbrechen. 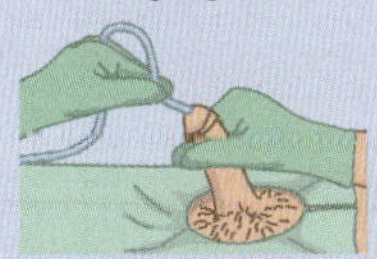
3. Dritter Schritt	c) Wenn der Urin fließt, noch ca. 2 cm weiterschieben, damit die Blockung nicht in der Harnröhre geschieht. 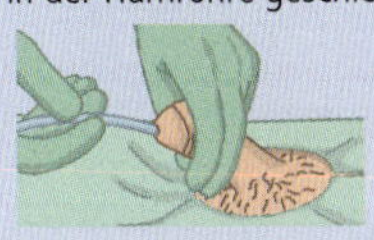
4. Vierter Schritt	d) Dauerkatheter blocken und ein wenig zurückziehen, sodass der Blockungsballon vor der Harnröhre liegt. 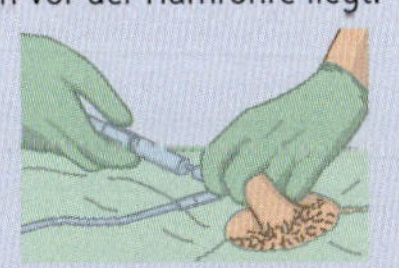
5. Fünfter Schritt	e) Vorhaut zurückschieben und Eichel desinfizieren: kreisförmig von der Harnröhrenöffnung weg. 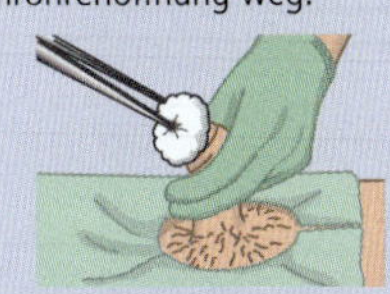
6. Sechster Schritt	f) Penis strecken und mit zweiter Pinzette (wenn vorhanden) oder ohne Pinzette Katheter einführen. 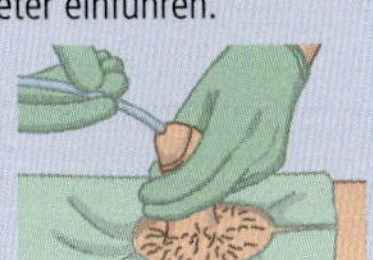

[L138, L143]

Legen eines transurethralen Dauerkatheters bei der Frau

AUFGABE 9

1. Erster Schritt (nach Vorbereitung des Patienten, Anlegen der sterilen Handschuhe und Vorbereitung des Materials)
2. Zweiter Schritt
3. Dritter Schritt
4. Vierter Schritt
5. Fünfter Schritt (nach Einwirkzeit des Desinfektionsmittels)

a) Gleitgel auf die Katheterspitze geben. Katheter mit zweiter Pinzette (wenn vorhanden) oder ohne Pinzette einführen, bis Urin fließt. Bei Widerstand Vorgang abbrechen. Wenn Urin fließt, Katheter noch ca. 2 cm weiterschieben, damit die Blockung nicht in der Harnröhre geschieht. Position des Katheters bis zur Blockung mit einer Hand fixieren, damit er nicht versehentlich herausrutscht (z. B. bei Husten). Dauerkatheter blocken und ein wenig zurückziehen, sodass der Blockungsballon vor der Harnröhre liegt.

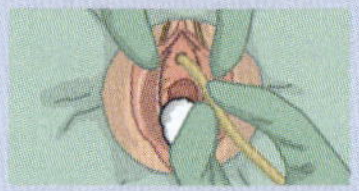

b) Große Schamlippen mit je einem Tupfer desinfizieren: von der Symphyse zum Anus.

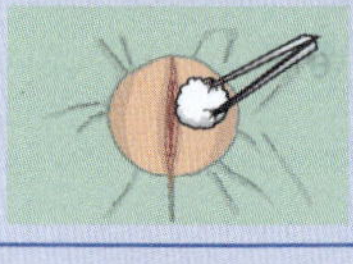

c) Schamlippen mit einer Hand spreizen (Hand verbleibt bis nach Einführen des Katheters in dieser Position) und kleine Schamlippen mit je einem Tupfer desinfizieren.

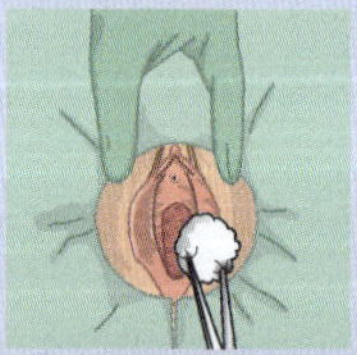

d) Sechsten Tupfer (wenn vorhanden) vor die Öffnung der Vagina legen.

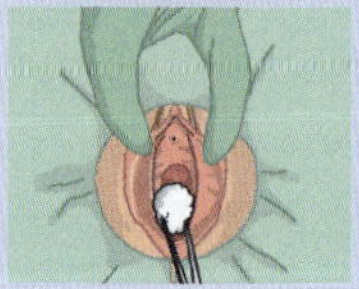

e) Harnröhre mit einem Tupfer desinfizieren.

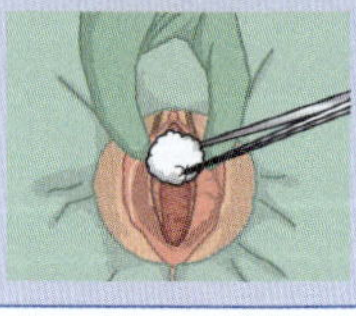

[L138, L143]

Fortsetzung

„Na, mein Lieber, das war doch ein sehr lehrreicher Dienst in Bezug auf Ausscheidungen, oder? Hast du alles sehr gut gemacht!" Henry lächelt: „Ja, zumindest in Bezug auf Urinausscheidung. Wer weiß, was das Thema Stuhlgang noch so alles parat hält!" Die Praxisanleiterin erwidert: „Ja, Mensch, doch noch so viel Enthusiasmus! Na, dann, auf geht's ! Bald hast du es auch für heute geschafft!" Henry lächelt und ist auch ein wenig stolz auf sich. Er findet, dass er heute wirklich einiges geschafft hat!

Stuhl – Physiologische Grundlagen

AUFGABE 10

1. Defäkation ist der …	a) das Endprodukt der Verdauung.
2. Die Fähigkeit, den Darm willkürlich zu entleeren nennt man …	b) Dickdarm.
3. Faeces ist ein Begriff für …	c) unverdauliche Nahrungsbestandteile.
4. Die Rückresorption von Wasser und Elektrolyte geschieht im …	d) Vorgang der Stuhlentleerung.
5. Das wird bei der Stuhlentleerung u. a. ausgeschieden: …	e) Stuhlkontinenz.

Krankheitstypische Veränderungen der Stuhlkonsistenz

AUFGABE 11

1. Fest, hart	a) Obstipation
2. Dünnflüssig-schleimig	b) Kotsteine
3. Extrem eingedickt, hart	c) Fettstuhl
4. Bleistiftförmig	d) Stenosen (Verengungen)
5. Voluminös, salbenartig glänzend	e) Diarrhö

Störungen der Stuhlentleerung

AUFGABE 12

1. Eine mögliche Ursache einer Obstipation	a) Ballaststoffreiche Kost
2. Ein Hilfsmittel bei Stuhlinkontinenz	b) Beckenbodensenkung
3. Eine Maßnahme zur Obstipationsprophylaxe	c) Klistier
4. Ein Hilfsmittel zur Darmentleerung	d) Geringe Flüssigkeitszufuhr
5. Eine mögliche Ursache einer Stuhlinkontinenz	e) Stuhlauffangbeutel

7 BEWEGUNG

Lernsituation

Amira Sacher und ihre Kollegin Nadine Schränkle bereiten alles für die Mobilisation von Alfred Fehneberg vor. Das ist weder leicht für die beiden Pflegefachfrauen, noch für den 86-jährigen zu pflegenden Mann. Denn der ältere Herr verlässt seit Langem nur noch vereinzelt sein Bett, und wenn, dann nur sehr kurz, z. B. um auf den Toilettenstuhl zu gehen. Der zunehmend multimorbide Mann wurde, so gut es ging, von seiner Ehefrau versorgt. Aus Angst vor Stürzen und Schmerzen weigerte er sich immer öfter aufzustehen, was seinen Zustand leider nur noch verschlechterte. Seine Frau kontaktierte daraufhin einen ambulanten Pflegedienst. Nun gilt es Herrn Fehnebergs Ressourcen langsam wieder zu aktivieren, um so bald wie möglich nicht nur eine Mobilisation im, sondern auch außerhalb des Bettes zu fördern. Das erfordert nicht nur Fachkompetenz, sondern auch Einfühlungsvermögen von Seiten der Pflege.

Folgen der Immobilität im Alter

AUFGABE 1

1. Haut	a) Thrombose, Durchblutungsstörungen
2. Herz-Kreislauf	b) Obstipation, Meteorismus
3. Atmung	c) Muskelschwund, Kräfteverfall, Kontrakturen, Gelenkfehlstellungen, reduzierte Gelenkbeweglichkeit
4. Verdauung	d) Sekretstau, Pneumonie
5. Muskeln, Sehnen, Gelenke	e) Dekubitus, Intertrigo
6. Wahrnehmung	f) Schlafstörungen, Beeinträchtigung des Konzentrationsvermögens
7. Schlaf-Wach-Rhythmus	g) Desorientierung, Störung des eigenen Körperbilds, reduzierte Aufnahmefähigkeit

Beobachtung und Beurteilung von Bewegung

AUFGABE 2

1. Pflegende sehen u. a. …	a) Schmerzäußerungen, Bewegungsgeräusche (Schlurfen, Gelenkknacken, etc.).
2. Pflegende hören u. a. …	b) Körperhaltung, Stand- und Sitzstabilität, Gangsicherheit, Muskelkraft und -tonus.
3. Pflegende spüren u. a. …	c) krankheitsspezifische Ursachen und schwerwiegende Folgen von Immobilität.
4. Pflegende kennen …	d) Verhärtungen, Verspannungen, Blockaden, Reibungen, geringe Muskelspannung.

Physiologische Grundlagen

AUFGABE 3

1. Mobilität	a) Möglichkeit, sich fortzubewegen sowie Handlungen ausführen zu können; auch übertragbar auf die geistig-emotionale und soziale Komponente
2. Handlungsbewegung	b) U. a. elastische Eigenschaften von Muskeln, Sehnen und Bändern in Verbindung mit Muskelkraft, ausreichendem Spielraum der Gelenke und der Bewegungskoordination
3. Beweglichkeit	c) Den Körper im Raum halten können und gleichzeitig in der Lage sein, eine Handlung auszuführen (z. B. Lesen)

Mobilisation im Bett

AUFGABE 4

1. Drehung des zu pflegenden Menschen mit Hilfstuch	a)	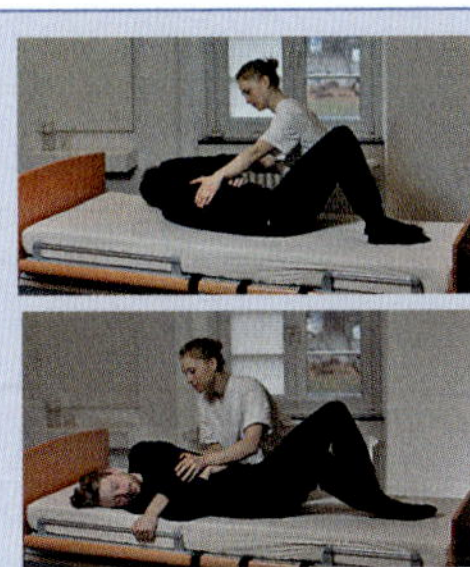
2. Unterstützung der Beinaktivität zum eigenständigen Beckenheben	b)	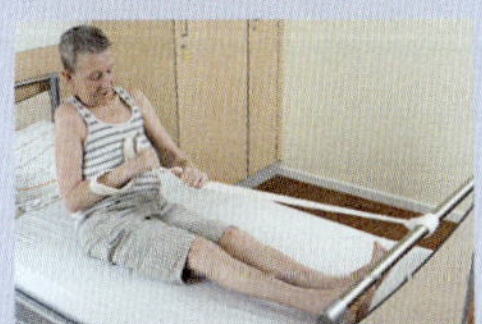
3. Aufsetzen mit Bettband	c)	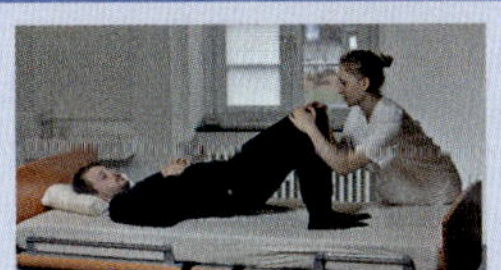
4. Gleitende Bewegung zum Kopfende	d)	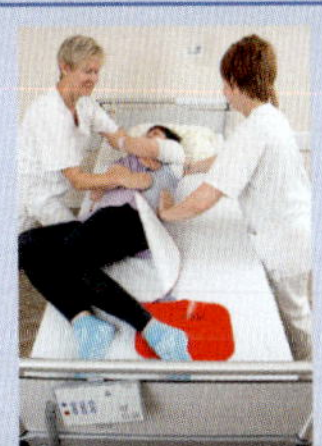
5. Gehendes Bewegen zum Kopfende	e)	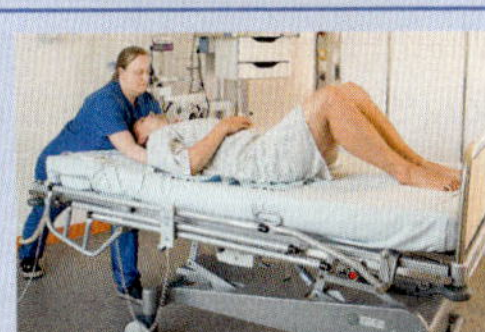

[O166, K115, L143]

Phasenmodell der Bettlägerigkeit

AUFGABE 5

1. Phase: Instabilität	a) Z.B. ein Klinikaufenthalt, Sturz oder auch der Einzug in eine Pflegeeinrichtung.
2. Phase: Ereignis	b) Probleme mit dem Gehen schon vor der Bewegungsunfähigkeit.
3. Phase: Immobilität im Raum	c) Das eigenständige Wechseln zwischen Orten (Bett, WC, Rollstuhl, etc.) ist nicht mehr möglich.
4. Phase: Ortsfixierung	d) Zunehmende Bewegungseinschränkung: Gehen ist auf wenige Schritte beschränkt, Bewegung ist reduziert auf das Wechseln zwischen Sofa, Rollstuhl oder Sessel. Oft befinden sich die Betroffenen auch tagsüber im Bett.
5. Phase: Bettlägerigkeit	e) Ein ununterbrochenes Liegen im Bett. Auch zur Ausscheidung wird das Bett nicht mehr verlassen. Es bestehen keine Rückzugsmöglichkeiten und Privatsphäre. Diese Phase geht mit einem großen Macht- und Kontrollverlust einher.

Fortsetzung

Geschafft! Herr Fehneberg war das erste Mal seit längerer Zeit eigenständig mit dem Rollator im Badezimmer auf der Toilette. Er freut sich sehr über diesen Fortschritt, genau wie die beiden Pflegefachfrauen, die ihn nun schon einige Zeit begleiten und unterstützen. Bis dahin war es nicht immer leicht. Letztlich haben aber einige Hilfsmittel zunächst den Transfer vom Bett zum Stuhl erleichtert. Und mit zunehmenden Bewegungsübungen konnte seine Eigenaktivität mehr und mehr gefördert werden. Was für ein Erfolg!

Individuell angepasste Mobilisation

AUFGABE 6

1. Mindert …	a) das Krankheitsgefühl.
2. Fördert …	b) Dekubitus-, Kontrakturen-, Pneumonie-, Obstipations-, und Thromboseprophylaxe.
3. Dient zur …	c) einen gesunden Schlaf.
4. Steigert …	d) das Selbstwertgefühl und die Eigenständigkeit.
5. Stärkt …	e) den Appetit.

Hilfsmittel

AUFGABE 7

1. Kommt zum Einsatz, wenn ein Transfer ohne Heben und Tragen nicht möglich wäre.	a) Rollstuhl
2. Setzt Kraft zum Stützen, Stehen und Gehen voraus. Das Halten des Körpergleichgewichts muss nicht unbedingt voll ausgeprägt sein.	b) Gleitunterlage
3. Je nach persönlichem Bedarf, Verwendungseinsatz, Art der Einschränkung oder Behinderung sowie Körpergewicht und Alter stehen hier sehr verschiedene Ausführungen zur Verfügung.	c) Patientenlifter
4. Geeignet für Menschen, die nicht sicher stehen können, für den Transfer z.B. zwischen Bett und Stuhl.	d) Rollator
5. Ermöglicht eine Bewegung ohne Scherkräfte.	e) Rutschbrett

Bewegungsübungen

AUFGABE 8

1. Passive Bewegungsübungen …	a) erfolgen ohne aktive Mitarbeit des zu pflegenden Menschen.
2. Assistive Bewegungsübungen …	b) werden selbstständig ohne fremdes Zutun ausgeführt.
3. Aktive Bewegungsübungen …	c) gehören zu dem pflegerischen Aufgabengebiet.
4. Bewegungstherapien …	d) zeichnen sich dadurch aus, dass der zu pflegende Mensch bei der Durchführung mithilft, während die Pflegefachperson führt und unterstützt.
5. Die Förderung der Eigenaktivität und die Anleitung zu kleinen Bewegungsübungen …	e) fallen in den Kompetenzbereich von Physiotherapeuten.

Fortsetzung

Auch Martha Fehneberg, die Ehefrau, freut sich sehr für ihren Mann. Aber sie ist auch besorgt, dass er stürzt. Allein der Gedanke löst bei ihr Panik aus. In einem Beratungsgespräch klären Amira Sacher und Nadine Schränkle das Ehepaar über eine angemessene Sturzprophylaxe auf. Nun ist Frau Fehneberg schon etwas beruhigter.

Ursachen und Risikofaktoren für Stürze

AUFGABE 9

1. Einschränkungen in den Aktivitäten des täglichen Lebens, Einschränkungen der Gehfähigkeit, kognitive Beeinträchtigungen und die Unkenntnis von Sturzgefahr (u.a.) sind …	a) umgebungsbezogenen Risikofaktoren.
2. Polypharmazie zählt zu den …	b) situationsbezogene Ursachen.
3. Freiheitsentziehende Maßnahmen, Gefahren in der Umgebung, falsches Schuhwerk sowie Veränderungen im (Patienten-)Zimmer gehören u.a. zu den …	c) personenbezogene Risikofaktoren.
4. Wenn Stürze bei bestimmten Aktivitäten plötzlich geschehen, wie z.B. bei der Frühmobilisation, bei Gehübungen oder beim Transfer, handelt es sich um …	d) medikamentenbezogenen Sturzrisikofaktoren.

Sturzprophylaxe – Risikoeinschätzung

AUFGABE 10

1. Skalen zur Risikoeinschätzung:	a) Multiprofessionelle Aufgabe.
2. Wichtig zur Risikoeinschätzung:	b) Entwicklung eines Formblatts zur Risikoeinschätzung
3. Sturzprävention:	c) Erste Risikoeinschätzung, Informationssammlung, Planung und Koordination der Maßnahmen
4. Pflegefachperson:	d) Personenbezogene Risikofaktoren entsprechend der individuellen Situation
5. Einrichtung:	e) Laut Expertenstandard Sturzprophylaxe nicht empfohlen

8 KOMMUNIKATION

Lernsituation

Danlyo ist 6 Jahre alt. Zuerst hatte er große Angst, hier auf der Kinderstation eines großen Klinikums. Vor allem, weil er noch kein Wort Deutsch konnte. Er ist erst vor Kurzem mit seinen Eltern nach Deutschland geflüchtet. Schon auf der Reise wurde er krank und es ging ihm sehr schlecht. Die schwere Pneumonie wird nun zum Glück stationär behandelt und Danlyo ist auf dem Weg der Besserung. Angst hat er jetzt auch keine mehr, denn alle hier auf der Station sind sehr lieb und geben sich viel Mühe, trotz der eingeschränkten Kommunikationsmöglichkeiten, mit dem Jungen in Kontakt zu treten. Seit gestern teilt er sich das Patientenzimmer mit dem 5-jährigen Tino. Tino ist aufgrund einer angeborenen Fehlbildung von Geburt an stark schwerhörig, weshalb auch seine Sprachentwicklung zusätzlich eingeschränkt ist. Die beiden verstehen sich sehr gut und haben sofort eine Menge Spaß miteinander!

Kommunikation unterstützen

AUFGABE 1

1. Unter unterstützter Kommunikation versteht man jegliche Kommunikationsformen, welche …	a) körpereigenen Kommunikationsmitteln.
2. Gestik, Blickzeichen (z. B. Zwinkern bei Ja, vereinbarte Handzeichen, etc. zählen zu den …	b) bei nicht-muttersprachlichen Patientinnen und Patienten zum Einsatz kommen.
3. Stifte, Papier, Piktogramme, Fotos, etc. zählen zu den …	c) elektronischen Hilfsmitteln.
4. Schriftbasierte Kommunikationshilfen (z. B. Nachricht ins Handy eintippen) oder komplexere Kommunikationshilfen (z. B. Bedienung per Augensteuerung) zählen zu den …	d) nicht-elektronischen Hilfsmitteln.
5. Elektronische Sprachübersetzer, Dolmetscher und Dolmetscherinnen sowie Aufklärungsbögen in verschiedenen Sprachen sind wichtige Möglichkeiten, welche …	e) die beeinträchtigte oder fehlende Lautsprache ergänzen oder ersetzen.

Pflege bei Hörstörungen

AUFGABE 2

1. Alle Teammitglieder →	a) Individuell einsetzen!
2. Umgebungsgeräusche →	b) Integrieren!
3. Hilfsmittel →	c) Vermeiden/ Reduzieren!
4. Betroffene →	d) Informieren!
5. Antworten vorwegnehmen →	e) Halten!
6. Kontakt zu Angehörigen →	f) No-Go!

Sprechstörungen

AUFGABE 3

1. Aphasie	a) Zentrale Sprachstörung nach abgeschlossener Sprachentwicklung
2. Dysarthrie	b) Stammeln
3. Sigmatismus	c) Lispeln
4. Dysphemie	d) Sprechstörung durch Schädigung der neuromuskulären Strukturen
5. Dyslalie	e) Stottern

Fortsetzung

Der Pflegefachmann Jonas Qualbrunn ist unter anderem heute im Spätdienst für Danlyo zuständig. Der Junge mag den Pfleger sehr gerne und auch Jonas freut sich immer, wenn er das Zimmer des jungen Patienten betritt. Heute sieht Danlyo aber alles andere als gut gelaunt aus. Mimik, Gestik und Körperhaltung zeigen, dass etwas nicht stimmt. Tino im Nachbarbett sagt dem Pflegefachmann, was los ist. Dabei nutzt er zur Unterstützung die Gebärdensprache. Jonas Qualbrunn versteht: „Ah, okay! Hast du Bauchschmerzen?“ Dabei fasst sich der Pflegefachmann an seinen Bauch und macht ein schmerzverzerrtes Gesicht. Danlyo nickt zustimmend.

Mimik, Gestik und Körperhaltung

AUFGABE 4

1. Mimik, Gestik und Körperhaltung sind wichtige Bestandteile der …	a) Missverständnisse.
2. Die nonverbale Kommunikation hat unbewusst oft einen höheren Stellenwert verglichen mit der …	b) Schmerzen.
3. Pflegefachpersonen sollten Eindrücke von zu pflegenden Menschen aufgrund der Körpersprache immer hinterfragen. Möglicherweise entstehen sonst …	c) verbalen Kommunikation.
4. Ein zu pflegender Mensch, der verbal nichts äußert, aber verkrampft und böse an die Wand sieht, macht zunächst einen unfreundlichen Eindruck. Vielleicht hat er oder sie aber auch nur …	d) nonverbalen Kommunikation.

Mögliche Deutungen mimischer Ausdrücke

AUFGABE 5

1. Augenbrauen zusammengekniffen	a) Erstaunen, Entsetzen
2. Augenbrauen angehoben	b) Angst, Interesse
3. Mund geöffnet	c) Schreck, Angst, Erstaunen
4. Augen weit geöffnet	d) Erstaunen, Arroganz
5. Stirnfalte waagerecht	e) Missmut, Trauer
6. Mundwinkel nach unten gezogen	f) Skepsis, Unmut

Pathologische Veränderung von Mimik, Gestik und Körperhaltung

AUFGABE 6

1. Fazialisparese (Lähmung der mimischen Muskulatur)	a) Hervortreten des Augapfels
2. Morbus Parkinson	b) Beim Säugling: greisenartiges Gesicht
3. Exophthalmus bei Hyperthyreose (Schilddrüsenüberfunktion)	c) Z. B. offen stehender Mund, starrer oder verwirrter Blick, Spastik
4. Tetanus (Wundstarrkrampf)	d) Starre Mimik (Maskengesicht), gebeugte Körperhaltung
5. Schmerzen	e) Gesichtslähmung; unwillkürliche Kontraktion der mimischen Muskulatur
6. Pylorusstenose (Verengung des Magenausgangs)	f) Einseitig herabhangender Mundwinkel; Halbseitenlähmung
7. Geistige Behinderung	g) Verzerrter Gesichtsausdruck; Schonhaltung
8. Apoplex (Schlaganfall)	h) Einseitig unvollständiger Lidschluss; kein Stirnrunzeln möglich; einseitig herabhängender Mundwinkel
9. Multiple Sklerose	i) Krampf der Kiefermuskulatur mit Kieferklemme; Krampf der Gesichtsmuskulatur mit verzerrtem Grinsen

Fortsetzung

Jonas Qualbrunn hat inzwischen seinen nächsten Praxiseinsatz. Seit einer Woche ist er auf der internistischen Station tätig. Er betritt das erste Zimmer und begrüßt die Patientin, Frau Gerlinde Waldbeer, welche mit der Hand vorsichtig den Nachttisch abtastet. Sie erscheint nervös: „Hallo? Ist da jemand?" Jonas nähert sich vorsichtig und kündigt an hereinzukommen. Er sieht, dass die ältere Dame ihr Hörgerät nicht trägt und redet daher lauter: „Ja, nicht erschrecken, Frau Waldbeer. Ich bin es, Jonas, der Pfleger. Brauchen Sie Hilfe?" Diese erwidert: „Ich suche mein Hörgerät. Das ist furchtbar! Es wissen doch alle hier von meiner Makuladegeneration. Ich bin so gut wie blind und hören kann ich auch nur noch sehr schlecht. Wenn mein Nachttisch gereinigt wird, muss alles wieder dahin, wo es war, sonst bin ich verloren. Sie können sich nicht vorstellen, wie schlimm das ist, so abhängig von anderen zu sein!" Die Patientin fängt an zu weinen. Jonas beruhigt sie und findet ihr Hörgerät in der Schublade. Dann setzt er sich zu ihr und versichert, das Problem an alle Kolleginnen und Kollegen weiterzugeben, sodass es zukünftig nicht mehr zu solchen Situationen kommt.

Umgang mit Menschen mit Sehbehinderung

AUFGABE 7

1. Anrede →	a) Immer mit Ankündigung!
2. Begrüßung →	b) Immer mit Namen der Patientinnen/Patienten!
3. Betreten und Verlassen des Zimmers →	c) Nur auf Wunsch, nicht ungefragt anfassen!
4. Nachtisch, Tisch, Schrank, Badezimmer →	d) Bei Bedarf Hände zu Besteck und Trinkglas führen!
5. Führen der Betroffen am Arm →	e) Erste und letzte Stufe ankündigen!
6. Treppensteigen →	f) Mit Nennung des eigenen Namens!
7. Nahrungsaufnahme →	g) Nichts umräumen!
8. Private Post →	h) Nur auf Wunsch öffnen!

Sehbehinderungen

AUFGABE 8

1. Glaukom	a) Erkrankung des „gelben Flecks“, meist beide Augen betroffen; häufigste Ursache für Sehverlust im Alter mit fortschreitendem Sehverlust
2. Altersbedingte Makuladegeneration	b) Grauer Star: Trübung der Augenlinse
3. Katarakt	c) Grüner Star: Sammelbezeichnung für Augenerkrankungen, die mit erhöhtem Augeninnendruck einhergehen

Hilfsmittel und Interventionen bei Hörstörungen

AUFGABE 9

1. Sitzt hinter der Ohrmuschel und ist mit dem Ohrpassstück im äußeren Gehörgang verbunden.	a) IO-Gerät (Im-Ohr-Gerät) 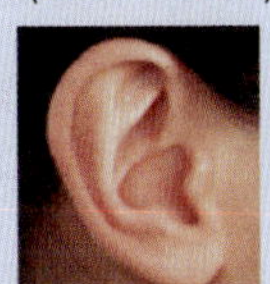
2. Passt komplett in den äußeren Gehörgang. Hat Bedienelement am Gerät.	b) Cochlea-Implantat 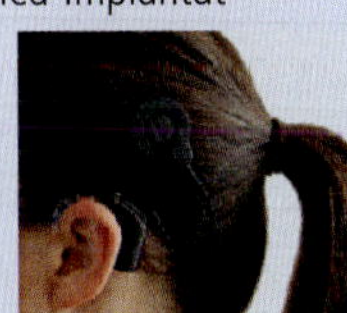
3. Vollautomatisch mit Farbanpassung.	c) HdO-Gerät (Hinter-dem-Ohr-Gerät) 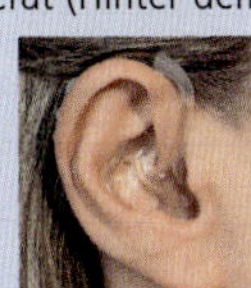
4. Wird operativ in Gehörschnecke eingebracht; Sprachprozessor mit Mikrofon, Kabel und Sendespule sitzen außen am Ohr.	d) IO-Gerät (Im-Ohr-Gerät) 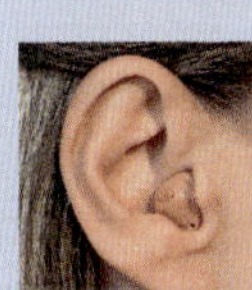

[V216, V587, V137, L143]

9 SCHLAF

Lernsituation

Und schon wieder das gleiche Spiel, wie jede Nacht! So langsam könnte man verrückt werden. Johannes Kasimir liegt in seinem Bett und sieht an die Zimmerdecke. Dann auf die Uhr: 00:12 Uhr. Herrje, schon nach Mitternacht und noch keine Minute geschlafen. Er dreht sich auf den Bauch. Nein, so gehts gar nicht! Wieder zurück. Noch was lesen? Besser nicht, seine Augen sind so müde, er würde sowieso nichts mehr erkennen. Vielleicht Fernsehen? Ach, da kommt nur Müll. Herr Kasimir ist verzweifelt. Seit er vor einem Monat in das Pflegeheim gezogen ist, sieht jede Nacht so aus. Obwohl er sich hier eigentlich sehr wohl fühlt. Gott, wie er seinen Enkel beneidet. Der könnte zu jeder Tageszeit schlafen. Oh, Moment! Da ist doch ein Geräusch an der Tür! Endlich! Vielleicht hat jemand Zeit, ein wenig zu reden, das wäre schön! Eine leise Stimme vergewissert sich vorsichtig, ob der Bewohner noch wach ist: „Herr Kasimir? Ich bin es, Christina, ihre Pflegerin. Ich habe heute Nachtdienst und gerade ein paar Minuten Zeit. Können Sie schon wieder nicht schlafen?“

Physiologische Grundlagen

AUFGABE 1

1. Physiologischer Erholungszustand mit Veränderung der Bewusstseinslage, der regelmäßig wiederkehrt	a) Chronobiologie
2. Wissenschaft, die sich mit zeitlichen Gesetzmäßigkeiten im Ablauf von Lebensprozessen auseinandersetzt (z. B. Auswirkung vom Tagesrhythmus auf die Lebensfunktionen)	b) Schlaflabor
3. Natürliche Schwankungen der Lebensfunktionen durch den Einfluss äußerer Faktoren (z. B. Licht, Temperatur) und innerer Faktoren (z. B. Hormone)	c) Biorhythmus
4. Klinisches Fachgebiet, das sich mit schlafbezogenen Beschwerden und Schlafstörungen auseinandersetzt	d) Schlaf
5. Speziell ausgestattetes Einzelzimmer, in dem bei der schlafenden Person Veränderungen des schlafenden Organismus aufgezeichnet werden	e) Somnologie

AUFGABE 2

1. Erste Schlafphase	a) Das Bewusstsein ist nun „ausgeschaltet".
2. Zweite Schlafphase	b) Dämmerzustand zwischen Wachsein und leichtem Schlaf.
3. Dritte Schlafphase	c) Der Mensch schläft wie ein „Stein".
4. Vierte Schlafphase	d) Ende eines Schlafzyklus. Hier wird oft geträumt und die schlafende Person ist schwer erweckbar. Gekennzeichnet ist diese Phase auch durch schnelle Augenbewegungen unter den geschlossenen Lidern.
5. Fünfte Schlafphase	e) Etwa eine halbe Stunde nach dem Einschlafen wird der Schlaf tiefer.

Schlafbedarf

AUFGABE 3

1. Säugling 6 Monate	a) Ca. 14 Std.
2. Kleinkind 3 Jahre	b) Ca. 10,5 Std.
3. Schulkind 6 Jahre	c) Ca. 12 Std.
4. Jugendlicher 14 Jahre	d) Ca. 7 Std.
5. Erwachsener	e) Ca. 9 Std.
6. Älterer Mensch	f) Ca. 7–8 Std.

Schlafstörungen

AUFGABE 4

1. Akute Schlafstörungen	a) Dauer länger als drei Wochen, Ursache meist nicht erkennbar
2. Chronische Schlafstörungen	b) Leichte Schlaflosigkeit
3. Insomnie	c) Schlaflosigkeit
4. Hyposomnie	d) Sehr starkes Schlafbedürfnis
5. Hypersomnie	e) Dauer bis zu drei Wochen, erkennbare Ursache

Fortsetzung

Eine Woche später hat die Altenpflegerin Christina Röder Frühdienst. Sie und Herr Kasimir treffen im Essenssaal beim Frühstück aufeinander. Der ältere Herr freut sich, sie zu sehen: „Hallo! Wie geht es Ihnen? Und, was viel wichtiger ist, wann haben Sie wieder Nachtschicht? Die Unterhaltungen mit Ihnen sind so interessant!" Beide lachen, aber die Pflegerin erwidert: „Das freut mich, Herr Kasimir. Aber förderlich für Ihre Gesundheit ist das nicht, wenn Sie jede Nacht wach liegen. Tagsüber sehe ich oft, wie müde Sie sind und Sie sehen auch jetzt gerade nicht sehr fit aus, wenn ich das sagen darf." Der Bewohner nickt. „Ja, ich weiß. Ich will ja auch nicht jeden Tag verschlafen. Aber mit Schlafmitteln habe ich so meine Probleme, weil ich sie ja eigentlich nie nötig hatte. Ich denke immer, dass ich das auch ohne Hilfe hinbekomme. Aber bisher keine Besserung." Christina Röder beruhigt ihn: „Jetzt machen Sie sich erstmal nicht so große Sorgen. Es gibt auch zahlreiche andere Möglichkeiten, abgesehen von dem medikamentösen Weg, wieder in einen gesunden Schlaf zu kommen. Ich bespreche das heute bei der Übergabe mal mit dem Team und dann komme ich noch einmal auf Sie zu. In Ordnung?" „Ja, danke", antwortet Herr Kaiser lächelnd. „Es ist schön zu sehen, dass mein Schlafproblem hier ernst genommen wird."

Gesunde Schlafhygiene

AUFGABE 5

1. Tagsüber	a) Nicht unmittelbar vor dem Schlaf beenden, sondern langsam reduzieren
2. Abends	b) Für Wärme sorgen
3. Geistige und körperliche Anstrengungen	c) Aromatherapie
4. Zubettgehzeit	d) Entspannender Kräutertee
5. Trinkgewohnheit am Abend	e) Entspannungstechniken
6. Körper und Füße	f) Nach Möglichkeit immer zur gleichen Uhrzeit (bei Ermüdung gleich ins Bett)
7. Wissen aneignen	g) Ausreichend Bewegung
8. Entspannende Düfte	h) Leichte Mahlzeit

Geeignete Lösungen für Schlafprobleme

AUFGABE 6

1. Ungewohntes Bett	a) Zimmer abdunkeln, Nachtbeleuchtung einschalten, ggf. Schlafbrille empfehlen
2. Ungewohnte Lage	b) Schmerzmittel (nach Arztanordnung), ggf. Schlafmittel, individuelle nicht-medikamentöse Maßnahmen gegen Schmerzen
3. Mehrbettzimmer	c) Zu- und Ableitungen verlängern und gut sichern, bequeme Position ermöglichen, nach Arztrücksprache entfernen, was möglich ist (z. B. Schienen)
4. Nächtliche Pflegekontrollgänge	d) Persönliche Dinge (z. B. Kissen, Stofftier)
5. Licht	e) Gespräche anbieten, Interesse zeigen, zu Entspannungstechniken anleiten/beraten, Aromapflege
6. Schmerzen	f) Tagsüber Schlafzeiten vermeiden, Tagesablauf nahe an Gewohnheiten orientieren, bei eingeschränkter Wahrnehmung immer wieder auf Tageszeiten hinweisen
7. Nächtliches Wasserlassen	g) Für ruhige Stimmung sorgen (Verhaltensregeln bzgl. TV-Zeit, etc.), lüften, individuelle Einschlafrituale erfragen und nach ggf. ermöglichen
8. Bewegungseinschränkungen (z. B. durch Infusionsleitungen)	h) Leicht verdauliche Spätmahlzeit anbieten
9. Körperlicher Bewegungsmangel	i) Körperliche Betätigung am Tag anbieten
10. Störungen Tag-Nacht-Rhythmus	j) Gewohnte Einschlafposition erfragen, für gemütliche Position sorgen
11. Nächtliches Hungergefühl durch zu frühes Abendessen	k) Vor dem Schlafengehen Toilettengang anbieten/daran erinnern, nach Möglichkeit keine Diuretika am Abend, Klingel/Urinflasche/Toilettenstuhl in Reichweite positionieren
12. Ängste, Depressionen	l) Auf Minimum reduzieren, leise Arbeiten, Ruhe auf den Gängen

Hypnotika

AUFGABE 7

1. Hypnotika	a) Schlafmittel
2. Benzodiazepine	b) Anwendung bei Schlafstörungen und zur Dämpfung psychomotorischer Unruhe und Erregungszuständen (Einsatz oft in Geriatrie und Psychiatrie)
3. Antipsychotika mit Zulassung für isolierte Schlafstörungen	c) Bei Patientinnen und Patienten mit Depressionen und Schlafstörungen
4. Antidepressiva mit Zulassung für Schlafstörungen	d) Vom Körper selbst hergestelltes Hormon, dessen Ausschüttung bei Dunkelheit angeregt wird; Gabe bei Schlafstörungen, jedoch auch hier: Vorsicht, Nebenwirkungen!
5. Melatonin	e) Beruhigende, angstlösende und schlaffördernde Wirkung; nicht zur Langzeitanwendung geeignet (Gefahr Abhängigkeitssyndrom)

Fortsetzung

01:57 Uhr – die Altenpflegerin Christina Röder und ihr Kollege Martin Behner betreten leise das Zimmer von Herrn Kasimir. Sie sind zufrieden. Der Bewohner schnarcht seelenruhig vor sich hin. Toll, dass sie die passenden schlaffördernden Maßnahmen für ihn so schnell finden konnten. Sie schließen vorsichtig wieder die Tür und betreten das nächste Zimmer. Hier wohnt Ilona Thiel. Die 86-jährige Dame ist schon seit einiger Zeit nicht mehr in der Lage, ihre Position im Bett selbstständig zu verändern. Daher wird sie von den Pflegefachpersonen regelmäßig umpositioniert. Christina und Martin bewegen die Bewohnerin zu ihrer linken Körperseite in die 30°-Seitenlage. Das ist bei Frau Thiel auch wichtig in Bezug auf die Dekubitusprophylaxe.

Positionierungsarten und Indikationen

AUFGABE 8

1. 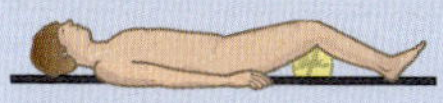	a) Periphere arterielle Durchblutungsstörungen; nach Gefäßoperationen im arteriellen System an den Beinen (u. a.)
2. 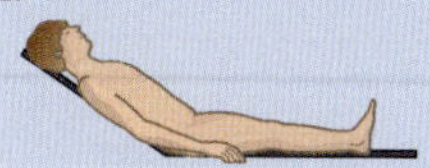	b) Hemiplegie, zentrale Lähmung, hoher Muskeltonus; nach Lungenoperationen; auf Wunsch des zu pflegenden Menschen (u. a.)
3. 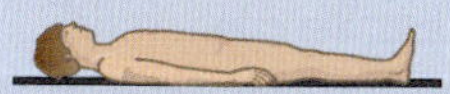	c) Bewusstlosigkeit (Freihalten der Atemwege); Erbrechen (Verhinderung von Aspiration)
4. 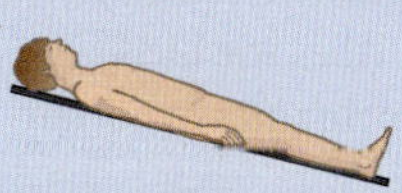	d) Entspannung der Bauchmuskeln bei Bauchschmerzen; nach Bauchverletzungen und -OPs (u. a.)
5. 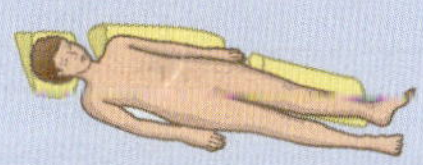	e) Förderung venöser Rückfluss bei Venenerkrankungen, nach Venenoperationen, bei Venenthrombose; Verletzungen und Operationen an der unteren Extremität (u. a.)
6. 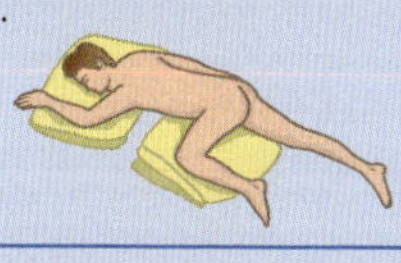	f) Im Schock (z. B. Volumenmangel, akute Blutung, Kreislaufversagen); Legen eines ZVK; Vorsicht bei Hirnblutungen, dekompensierter Herzinsuffizienz und Beinödemen (u. a.)
7. 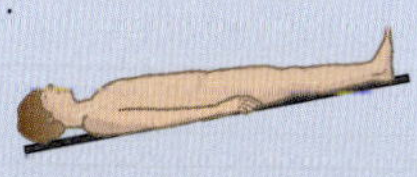	g) Atemerleichterung; Essen und Trinken; Herz- und Lungenerkrankungen (u. a.)
8. 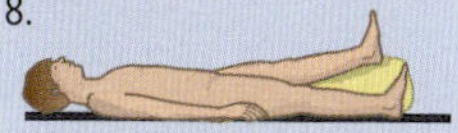	h) Entlastungspositionierung (z. B. bei Dekubitus); Korrekturlage (z. B. bei Kontraktur) (u. a.)
9. 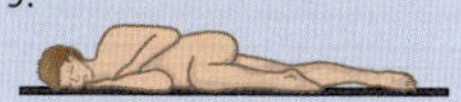	i) Dekubitusprophylaxe und -therapie (u. a.)
10. 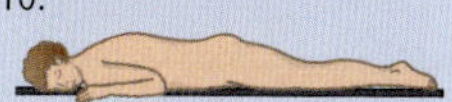	j) In Abwechslung zur 30°-Seitenpositionierung; zum Verbandswechsel im Rücken- und Sakralbereich
11. 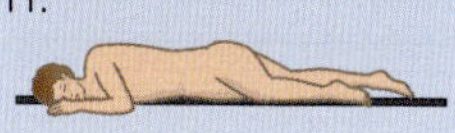	k) Schädelverletzungen; Rückenoperationen; Wirbelsäulen oder Beckenfrakturen (u. a.)

[L138, L143]

10 BEWUSSTSEIN

Lernsituation

Luana Silva eilt zum Stationszimmer der Chirurgie. Sie hofft, dass Carina Zuber, die heute zuständige Stationsärztin, noch vor Ort ist. Die Pflegeschülerin befindet sich im dritten Lehrjahr und steht kurz vor ihren Abschlussprüfungen. Natürlich fehlt es ihr noch an vielen wichtigen Praxiserfahrungen, aber mittlerweile durfte sie in den drei Lehrjahren auch schon einiges miterleben. Und sie ist sich sicher, dass bei Dieter Jäger nach der OP eine akute Verwirrtheit bzw. ein delirantes Syndrom vorliegt. Sie erinnert sich an den Unterreicht zu diesem Thema sowie auch an weiteres Fachwissen bezüglich des menschlichen Bewusstseins sehr gut. Aber wie hieß nochmal die Ursache für ein delirantes Syndrom nach einer längeren Narkose?

Physiologische Grundlagen

AUFGABE 1

1. Verantwortlich für die Steuerung und Anpassung des Körpers an die Umwelt ist …	a) die Wahrnehmung.
2. Die Gesamtheit aller Gedanken, Gefühle und Wahrnehmungen, verbunden mit dem Wissen um das eigene „Ich" und die Subjektivität dieser Vorgänge, ist …	b) das Verhalten.
3. Die korrekte Bezeichnung für eine singgebende Verarbeitung von Reizen unter Einbezug von Erfahrung und Lernen ist …	c) das Bewusstsein.
4. Die Bezeichnung für jede Handlung, Äußerung oder Reaktion, welche von außen beobachtet werden kann, ist …	d) das Nervensystem.

Beobachtungskriterien

AUFGABE 2

1. Vigilanz	a) Z. B. Berührung und Temperatur
2. Sensibilität und Wahrnehmung	b) Z. B. nach wichtigen Daten fragen (Hochzeit etc.)
3. Aufmerksamkeit und Konzentration	c) Sinnvoll im Rahmen eines Gesprächs (Datum, Wohnort, Beruf, etc.)
4. Gedächtnis und Merkfähigkeit	d) Sehr individuell, am besten im Gespräch zu erfragen („Fühlen Sie sich manchmal antriebslos?" etc.)
5. Orientierung	e) Z. B. Fähigkeit, einem Gespräch zu folgen
6. Verhalten und Selbstkontrolle	f) Wachheit
7. Antrieb und Psychomotorik	g) Gesellschaftliche Normen, Rollenerwartungen, eigene Erfahrungen, Lebensgeschichte
8. Rein objektive Beobachtung	h) Nicht möglich

Verwirrtheit

AUFGABE 3

1. Bewusstseinsstörung mit Desorientiertheit, Denkstörungen und Gedächtnisstörungen	a) Leichte Verwirrtheitszustände
2. Auf den ersten Blick unauffällig	b) Schwere Verwirrtheit
3. Wissen bezüglich Zeit und Ort fehlt (u. a.)	c) Verwirrtheit
4. Entsteht langsam und nimmt über Monate und Jahre zu	d) Chronische Verwirrtheit
5. Delirantes Syndrom	e) Akute Verwirrtheit

Ursachen eines delirantes Syndroms

AUFGABE 4

1. Hormonstörungen, Dehydratation, Hypotonie, Sauerstoffmangel des Gehirns, etc.	a) Vergiftungen
2. Arzneimittelnebenwirkungen, längere Narkosen	b) Demenzielle Erkrankungen
3. Alkohol oder Arzneimittel	c) Medizinische Ursachen
4. Umzug ins Pflegeheim, Tod des Ehepartners, etc.	d) Iatrogene Ursache
5. Zusätzliches Delir	e) Soziale Ursachen

Fortsetzung

Die Ärztin konnte früh genug informiert werden. Und tatsächlich – Luana Silva lag richtig und diagnostizierte bei dem Patienten korrekt eine akute Verwirrtheit nach seiner OP. Ihre Patientenbeobachtung war sehr wichtig, denn ein delirantes Syndrom ist immer ein Notfall und muss dementsprechend aufgeklärt sowie engmaschig überwacht werden. Luanas Praxisanleiterin nutzt die Gelegenheit und geht mit ihrer Schülerin zur Prüfungsvorbereitung nochmal unter anderem die Verwirrtheitsprophylaxe durch – sicher ist sicher!

Verwirrtheitsprophylaxe

AUFGABE 5

1. Verwirrtheitsprophylaxe =	a) Orientierungsförderung
2. Zeitliche Orientierungshilfen =	b) Anrede mit Ansehen, verständliche Sprache, auf Signale von Unverständnis achten (u. a.)
3. Örtliche Orientierungshilfen =	c) Kalender, Mahlzeiten, Unterhaltungen zu Wetter und Jahreszeiten (u. a.)
4. Persönliche Orientierungshilfen =	d) Fotos, Anrede mit Namen, Ganzkörperspiegel (u.a.)
5. Situative Orientierungshilfen =	e) Raumkennzeichnung (z. B. WC-Schild), Große Zahlen an Zimmertüren (u. a.)

Prophylaxe von Habituation und Deprivation

AUFGABE 6

1. Die Prophylaxe von Habituation und Deprivation hat zum Ziel eine Vermeidung von …	a) angemessene sensorische Angebote.
2. Die Prophylaxe beinhaltet …	b) „Abdriften" in die Desorientierung.
3. Die Basale Stimulation® ist eine Möglichkeit zur Vermeidung von …	c) Reizverarmung und Reizarmut.
4. Weitere Maßnahmen sind beispielsweise …	d) Musik, Vorlesen, Positionswechsel, taktile Erkundung von Gegenständen, stimulierende Körperwaschung.

Fortsetzung

Der Spätdienst nähert sich so langsam dem Ende. Es ist überraschend ruhig auf der Station. Die Praxisanleiterin nutzt die Zeit und möchte mit ihrer Schülerin noch einmal verstärkt auf das Pflege- und Förderkonzept der Basalen Stimulation® eingehen. Luana Silva ist begeistert. Das Konzept ist für sie ein wundervolles Beispiel professioneller Pflege.

Kompetenzerweiterung der Pflege durch Basale Stimulation®

AUFGABE 7

1. Ausschließlich hygieneorientierte Pflege …	a) unterstützt die Wahrnehmung der Patientinnen und Patienten.
2. Basale Stimulation® in der Pflege …	b) rückt in den Hintergrund.
3. Nach der Körperpflege fühlt man sich nicht nur sauber, sondern …	c) kann man sich zielgerichtet bewegen.
4. Nur, wenn man seinen eigenen Körper spürt, …	d) ist man eins mit sich.

Wahrnehmungsbereiche der Basalen Stimulation®

AUFGABE 8

1. Fördern den grundlegendsten Wahrnehmungsbereich des Menschen durch eindeutige Informationen über dessen Körper	a) Olfaktorische Angebote
2. Ermöglichen ein Spüren der Körpertiefe und der Körperstrukturen	b) Orale Angebote
3. Fördern das Gleichgewicht, die Orientierung im Raum und die Wahrnehmung von Beweglichkeit	c) Vestibuläre Angebote
4. Förderung durch Geruchswahrnehmung	d) Somatische Angebote
5. Förderung der Sinneswahrnehmung im Mundraum	e) Vibratorische Angebote
6. Förderung durch Töne, Klänge, Geräusche oder Stimmen	f) Taktil-haptische Angebote
7. Umwelt „begreifen" mit den Händen	g) Visuelle Angebote
8. Förderung durch optische Abwechslung	h) Auditive Angebote

Ganzkörperwaschungen zur Wahrnehmungsförderung

AUFGABE 9

1. Symmetrische Ganzkörperwaschung	a) U.a. Wiedererwerb der Wahrnehmung auf der stärker betroffenen Seite
3. Neurophysiologische Ganzkörperwaschung	b) U.a. Normalisierung eines Muskelhypertonus
4. Diametrale Ganzkörperwaschung	c) U.a. Wiederherstellung von Körperbild und Symmetrie beider Körperhälften

Basal stimulierende Pflegemaßnahmen

AUFGABE 10

1. Basale Stimulation® orientiert sich an …	a) „Bereizung" von Patientinnen und Patienten.
2. Basale Stimulation® orientiert sich nicht an …	b) individuelle Entwicklungsbegleitung.
3. Basale Stimulation® ist keine …	c) den Fähigkeiten eines Menschen.
4. Basale Stimulation® ist eine …	d) Überstimulation.
5. Zu vermeiden ist bei der Basalen Stimulation® eine …	e) den Defiziten/ Erkrankungen eines Menschen.

11 SCHMERZ

Lernsituation

„Kaspar, alles in Ordnung?" Die Pflegefachfrau Mia Roland bückt sich herunter zu ihrem Kollegen. Dieser hat sich auf dem Stationsflur an ein leeres Patientenbett gestützt und verzieht schmerzverzerrt das Gesicht. „Sag, was ist? Kann ich dir helfen?" Mia ist besorgt. Kaspar Thönnissen atmet langsam ein und aus. Dann schließt er erneut die Augen und beißt feste die Zähne zusammen. Es dauert eine Weile, bis er aus der gebückten Position wieder hochkommt. Jetzt scheint es etwas besser zu gehen: „Danke, Mia. Ich glaube heute komme ich nicht um die Schmerzmedikamente herum. Mein Rücken bringt mich um. Beim Transfer vom letzten Patienten eben habe ich eine falsche, zu ruckartige Bewegung gemacht." Mia nickt: „Verstehe. Dann mach jetzt eine Pause. Ich gehe erstmal alleine ins nächste Zimmer."

Schmerzformen

AUFGABE 1

1. Neuropathische Schmerzen	a) Somatische Schmerzen durch Gewebeschädigung (z. B. Wunden); Viszerale Schmerzen durch geschädigte innere Organe)
2. Nozizeptive Schmerzen	b) Psychisch verursacht
3. Dysfunktionale Schmerzen	c) Durch Schädigung im Nervensystem (z. B. periphere Nerven)

Mögliche Ursachen von Schmerzen

AUFGABE 2

1. Schmerzen in den Extremitäten 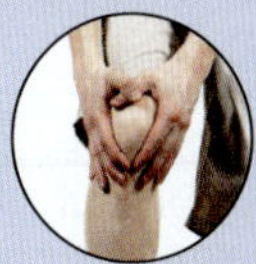	a) Z. B. Appendizitis, Leberruptur, Nierenkolik
2. Rücken- und Halswirbelsäulenschmerzen 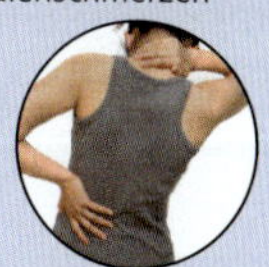	b) Z. B. koronare Herzkrankheit, Rippenserienfraktur, Lungenkarzinom
3. Kopfschmerzen 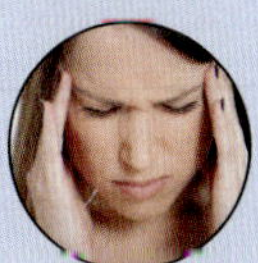	c) Z. B. rheumatoide Arthritis, pAVK, Gelenk- und Muskelerkrankungen
4. Schmerzen im Bauch 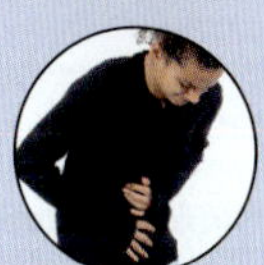	d) Z. B. traumatische Erfahrungen, Angst
5. Schmerzen allgemein 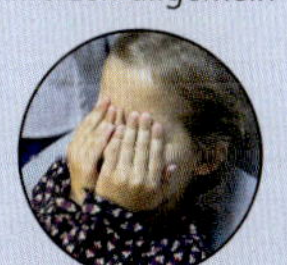	e) Z. B. Fehlhaltung und Fehlbelastung, Bandscheibenvorfall, Knochenmetastasen
6. Schmerzen im Brustkorb 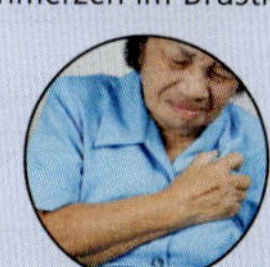	f) Z. B. stetiges Arbeiten am Computer
7. Nackenschmerzen 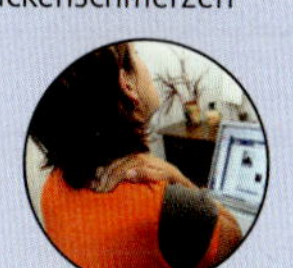	g) Z. B. Tumoren, Meningitis, Migräne

[J787, L143]

Schmerzverhalten

AUFGABE 3

1. Schmerzschwelle	a) Punkt, bis zu dem ein Mensch bereit ist, ohne Schmerzmittel Schmerzen zu ertragen
2. Schmerztoleranz	b) Punkt, ab dem ein Schmerzreiz als schmerzhaft empfunden wird
3. Schmerzerfahrungen	c) Ergebnis der Schmerzverarbeitung
4. Schmerzverhalten	d) Einfluss auf Schmerzschwelle und -toleranz

Schmerzerleben

AUFGABE 4

1. Schmerzverstärkend	a) Stressanalgesie
2. Schmerzhemmend	b) Positive oder negative Rückkopplungen der Schmerzen auf Erfahrungen
3. Lernprozesse	c) Angst, Depressivität (u. a.)
4. Schmerzbewertung	d) Fortlaufend neue Strukturierung

Fortsetzung

Mia Roland klopft an die Tür des nächsten Patientenzimmers. Schon hört sie laut und deutlich die Stimme der Patientin: „Gut, dass Sie kommen. Ich wollte gerade klingeln. Meine Schmerzen sind so stark, ich halte es nicht mehr aus. Ich habe ja schon die Metamizol-Tropfen genommen, aber irgendwie bringen die heute gar nichts!" Die Pflegefachfrau nickt verständnisvoll und äußert sofort: „Ich verstehe. Gut, dass Sie mir Bescheid geben. Ich gehe sofort und hohle Ihnen etwas anderes. Ich weiß, dass die Ärztin Ihnen heute neu bei Bedarf schwache Opioid-Analgetika verordnet hat. Die werden Ihnen bestimmt helfen. Ich bin gleich wieder da!"

Medikamentöse Therapie

AUFGABE 5

1. Analgetikum/ Analgetika	a) Synthetisch hergestelltes Medikament, das verwandte Wirkstoffe zu opiumhaltigen Medikamenten hat
2. Opioide	b) Medikament, das unterstützend zu Analgetika gegeben wird
3. Koanalgetika	c) Begleitmedikament ohne schmerzlindernde Wirkung, das zur Prophylaxe und/oder Behandlung von Nebenwirkungen gegeben wird
4. Adjuvanzien	d) Medikament, dass die Schmerzentstehung bzw. -wahrnehmung hemmt

WHO-Stufenschema

AUFGABE 6

1. WHO- Stufe I	a) Schwache Opioid-Analgetika
2. WHO-Stufe II	b) Nicht-Opioid-Analgetika
3. WHO-Stufe III	c) Starke-Opioid-Analgetika

Medikamente

AUFGABE 7

1. Metamizol	a) WHO-Stufe III
2. Codein	b) WHO-Stufe II
3. Fentanyl	c) WHO-Stufe I

AUFGABE 8

1. Laxanzien, Antiemetika, Magenschutz	a) Koanalgetika
2. Antidepressiva, Cortison, Spasmolytika (u. a.)	b) Patientenkontrollierte Analgesie (selbst gesteuerte Gabe von Analgetike durch spezielle Pumpe)
3. PCA	c) Adjuvanzien

Applikationsform von Schmerzmitteln

AUFGABE 9

1. Lokal-regional	a) Tabletten (u. a.)
2. Systemisch	b) Salben (u. a.)
3. Schnelle Wirkung bei akutem Schmerz	c) Systemisch: transdermale oder orale Gabe
4. Konstante Wirkung bei chronischem Schmerz	d) Systemisch: intravenöse oder sublinguale Gabe

Fortsetzung

Die Pflegefachfrau ist auf dem Weg ins Stationszimmer, um für die Patientin die verordnete Schmerzmedikation zu holen. Dort ist auch ihr Kollege Kaspar am Computer und dokumentiert die letzten Pflegehandlungen. Mia erkundigt sich nach seinem Befinden: „Und, geht es etwas besser?" Kaspar: „Ja, ich habe gerade eine Tablette genommen. Eigentlich versuche ich das immer zu umgehen und setzte eher auf nichtmedikamentöse Maßnahmen." „Ja, das kann ich gut verstehen", erwidert Mia. „Ich mache seit einem Jahr jeden Tag 20 Minuten Yoga. Mein Rücken ist mir sehr dankbar!"

Schmerzentlastende Positionierung

AUFGABE 10

1. Extremitäten mit schmerzenden Durchblutungsstörungen	a) Über Herzniveau (schnelleres Abschwellen)
2. Extremitäten nach Operationen an Knochen, Gelenken, Muskeln oder Haut	b) Anwinkeln der Beine über Knierolle (Entlastung der Bauchmuskulatur)
3. Akute Rückenschmerzen	c) Stabilisierung durch Tape-Verband, Bandagen oder Orthesen
4. Nach Operationen im Bauchraum	d) Flach oder unter Herzniveau
5. Schmerzende Gelenke	e) Physiologische Mittelstellung (leichte Beugung) zur Entlastung
6. Bewegungsabhängige Schmerzen in den Gelenken	f) Stufenbett (Rückenlage mit Hüft- und Kniebeugung von jeweils 90°)

Nichtmedikamentöse Maßnahmen

AUFGABE 11

1. Fördert die Durchblutung und löst Muskelanspannungen:	a) Wärmeanwendung
2. Führt zu einer lokal verlangsamten Übertragung der Nervenimpulse und vermindert so die Schmerzleitung:	b) Kälteanwendung
3. Mindert die mit Schmerz verbundenen physischen und psychischen Stressreaktionen auf Grundlage der Wirkung von Entspannung:	c) Atemtechniken/-übungen, Meditationstechniken (u. a.)

12 PFLEGE VON KINDERN

Lernsituation

Die Gesundheits- und Kinderkrankenpflegerin Elif Demir bittet den kleinen Ludwig und seinen Papa ins Untersuchungszimmer. Ludwig kennt die Kinderarztpraxis sehr gut und freut sich jetzt schon auf das Gummibärchen hinterher. Ludwig wird in einem Monat 3 Jahre alt. Heute steht bei ihm die Früherkennungsuntersuchung U7a an. Elif überprüft erst einmal seine Größe und sein Gewicht. Schon bald kommt die Ärztin dazu. Ludwig macht ganz tapfer mit und ist sehr stolz darauf, was er alles schon alleine kann. Sein Vater beobachtet ihn dabei. Wie schnell die Zeit vergeht! Er kann sich noch genau an die U3 erinnern, als sie zum ersten Mal hier in der Praxis waren.

Kindliche Entwicklung

AUFGABE 1

1. Entwicklungsbereiche	a) Pränatal, perinatal, postnatal, Früherkennungsuntersuchungen
2. Entwicklungsverzögerungen und -störungen	b) Körperlich, motorisch, sensorisch, geistig, emotional, sozial
3. Prävention	c) Isoliert (einzelne Bereiche betreffend, z. B. Motorik), global (alle Bereiche betreffend)

Neugeborenenperiode

AUFGABE 2

1. Geburtsgewicht	a) 15–20 pro Tag
2. (Still-)Mahlzeiten	b) Eingeschränkt
3. Neugeborenen-ikterus	c) 2, 5–4,5 kg (im Normalfall)
4. Sehvermögen	d) Hauptsächlich Primitivreflexe
5. Hör- und Tastsinn	e) Ca. 50 % aller Kinder
6. Bewegungen	f) Ausgeprägt

Entwicklung der kindlichen Motorik

AUFGABE 3

1. 6 Wochen	a) Sitzt mit Unterstützung 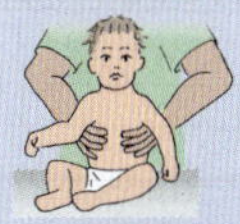
2. 3 Monate	b) Steht ohne Unterstützung 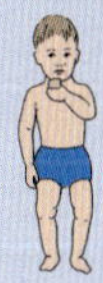
3. 5 Monate	c) Läuft mit Festhalten an einer Hand 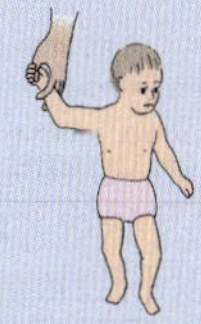
4. 9 Monate	d) Läuft ohne Hilfe 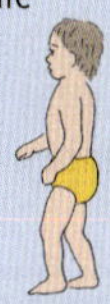
5. 10 Monate	e) Steht mit Unterstützung 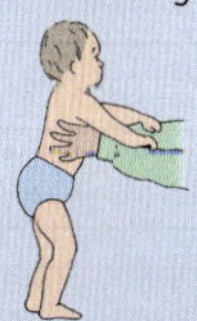
6. 12 Monate	f) Hebt den Kopf in Bauchlage über längere Zeit an 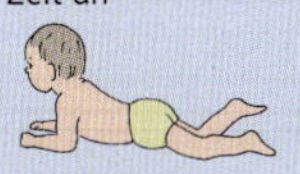
7. 14 Monate	g) Kann Kopf in Bauchlage kurzzeitig anheben 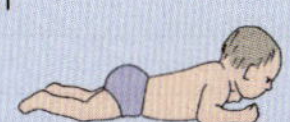
8. 18 Monate	h) Sitzt frei und krabbelt 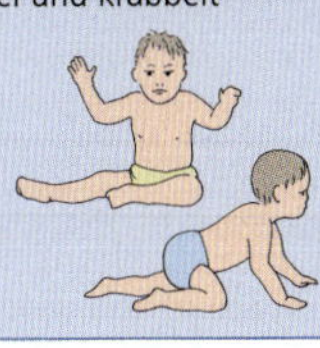

[L190, L143]

Vom Kleinkind zum Schulkind

AUFGABE 4

1. Warnzeichen bei U7a	a) Sozialverhalten unter Gleichaltrigen
2. Trotzphase	b) Peer-Group
3. Kindergartenalter	c) Zwischen 15 Monaten und 3 Jahren
4. Schulkindalter	d) Schielen, Sehschwäche, keine Drei- bis Fünfwirtsätze, Isolation in der Kindergruppe

Fortsetzung

Ludwig ist fertig und hat super mitgemacht! Elif lobt ihn nochmal zum Abschied. Sie liebt ihre Arbeit in der Praxis. Vorher hat die Gesundheits- und Kinderkrankenpflegerin auf der Kinderstation in einem Klinikum gearbeitet. Die Pflegetätigkeit dort hat ihr ebenfalls sehr viel bedeutet. Auch, wenn die teils schweren Erkrankungen der kleinen Patientinnen und Patienten sie mitunter schon Mal emotional mitgenommen haben. Aber das Lachen der Kinder, hat ihr jeden Arbeitstag versüßt.

Kinder im Krankenhaus

AUFGABE 5

1. Im Krankenhaus brauchen Kinder besondere …	a) die Mitaufnahme eines Elternteils.
2. Zum Standard in Kinderkliniken gehört heute …	b) der Entwicklungsstand der Kinder.
3. Bei älteren Kindern, welche länger stationär behandelt werden müssen ist diese Kontaktmöglichkeit nach Außen sehr wichtig und förderlich:	c) Aufmerksamkeit und Fürsorge.
4. Bei der Pflege zu berücksichtigen ist …	d) Virtuelle Vernetzung.

Besonderheiten bei der Pflege von Kindern

AUFGABE 6

1. Beobachtung	a) Schamgefühl berücksichtigen
2. Atem- und Pulskontrolle	b) Beratung und Anleitung der Eltern (z. B. zu Allergieprävention oder Diäten)
3. Körperpflege	c) Möglichst beim ruhigen oder schlafenden Kind
4. Ernährung	d) Gewohnte schlaffördernde Maßnahmen ergreifen
5. Bewegung	e) Frühzeitige Mobilisation
6. Kommunikation	f) Verbale und nonverbale Signale beachten
7. Schlaf	g) Subjektive Informationen (auch nonverbal)
8. Schmerz	h) Kindgerechte Erfassungsinstrumente

Krankenhaus aus der Perspektive eines Kindes

AUFGABE 7

1. Aufnahme =	a) Gefühl der Auslieferung/Schutzlosigkeit
2. Therapien =	b) Angst vor Schmerzen
3. Ungewohnte Umgebung =	c) Verlust der gerade erst gewonnenen Unabhängigkeit
4. Trennung von Altersgenossen (insbesondere bei Jugendlichen) =	d) Befürchtung, nicht wieder gesund zu werden
5. Diagnose (je nach Erkrankung) =	e) Trennung von Zuhause/psychische Belastung

Psychischer Hospitalismus bei Kleinkindern

AUFGABE 8

1. Erster Schweregrad	a) Hospitalismus im engeren Sinn (schwere psychische und physische Dauerschäden, vitale Bedrohung bis hin zum Tod; heute nur noch sehr selten in unserer Kultur)
2. Zweiter Schweregrad	b) Mentale Inanition (psychosomatische Störungen und irreversible psychische Schädigung)
3. Dritter Schweregrad	c) Separationsschock (Protest, Verzweiflung, Ablehnung)
4. Vierter Schweregrad	d) Anaklitische Depression (Apathie, Resignation, Retardierung)

10 Bitten an Eltern (Aktionskomitee Kind im Krankenhaus)

AUFGABE 9

1. Vorbereitung ist besser als …	a) Überrumpelung.
2. Ehrlichkeit ist besser als …	b) das Schlimmste.
3. Ruhe ist besser als …	c) Beharrungsvermögen.
4. Taktik der kleinen Schritte ist besser als …	d) impulsives Handeln.
5. Regeln sind besser als …	e) Entlastung.
6. Alleinsein ist …	f) Verharmlosung.
7. Unterstützung bedeutet …	g) Vertrauen.
8. Einfühlungsvermögen ist besser als …	h) Hektik.
9. Nachsicht ist besser als …	i) Vermeidung.
10. Alle Bitten zusammen ergeben als Ergebnis …	j) Strenge.

13 PFLEGE VON ÄLTEREN MENSCHEN

Lernsituation

Rudolf Lenz ist 84 Jahre alt. Er kommt gerade von seinem Hausarzt. In letzter Zeit fühlt er sich nicht mehr so wohl wie noch vor Kurzem. Sein Blutdruck „spinnt ein wenig" und er hat das Gefühl, dass er öfter Dinge vergisst. Das besorgt ihn am meisten, da bei seinen Geschwistern schon in viel jüngeren Jahren Alzheimer-Demenz diagnostiziert wurde. Sein Hausarzt beruhigt ihn nach einer Blutabnahme. In ein paar Tagen haben sie einen neuen Termin ausgemacht und besprechen dann seine Werte. Nun aber schnell nach Hause. Das heißt, ganz so schnell ist Rudolf gerade nicht mehr. Er hat seinen alten Wagen verkauft und sich ein neues Elektroauto gegönnt. Was soll's?! Mit ins Grab nehmen kann er eh nichts, denkt er sich immer und macht sich regelmäßig Freuden, die ihn, wie er findet, jung halten. Aber an das Fahren hiermit muss er sich erst noch ein wenig gewöhnen. Jetzt wird es aber Zeit! Sein Freund wartet schon auf ihn. Die beiden sind zusammen groß geworden und haben seit jeher eine gemeinsame Leidenschaft: Das Skifahren! „Wenn ich eine Treppe hochgehe, dann könnte man meinen, ich wäre 105. Aber auf Skiern, da macht mir auch jetzt noch so schnell keiner was vor!", sagt er immer und lächelt dabei zufrieden.

Das Alter aus unterschiedlichen Perspektiven

AUFGABE 1

1. Das kalendarische Alter	a) Rollen und Aufgaben, die die Gesellschaft bestimmten Altersgruppen zuschreibt
2. Das biologische Alter	b) Resultat der biologischen Veränderungen seit der Geburt
3. Das soziale Alter	c) Die Lebensjahre seit der Geburt
4. Das psychologische Alter	d) Das eigene Empfinden und Erleben des Altseins oder Altwerdens

Wissenschaften des Alters und Alterns

AUFGABE 2

1. Gerontologie	a) Befasst sich mit der Gestaltung von Lernprozessen im Alter sowie mit der Bildung und den Bildungschancen für alternde Menschen
2. Geriatrie	b) Wissenschaft von der Krankheitslehre, Diagnostik, Therapie und Prävention psychischer Erkrankungen des hohen und höheren Alters
3. Gerontopsychiatrie	c) Beschäftigt sich mit der Verknüpfung und den Wechselwirkungen von verschiedenen Aspekten, die das Leben eines Menschen beeinflussen (z. B. Gesellschaft, Herkunft, Kultur, Alter)
4. Geragogik	d) Die Lehre des Alterns (Beschreibung, Erklärung und Modifikation von körperlichen, psychischen, sozialen, historischen und kulturellen Aspekten des Altwerdens)
5. Intersektionale Forschung	e) Medizinische Spezialdisziplin, die sich mit den körperlichen, geistigen, funktionalen und sozialen Aspekten in der Versorgung von akuten und chronischen Krankheiten, der Rehabilitation und Prävention alter Patientinnen und Patienten sowie dem Lebensende befasst

Fortsetzung

Heute besucht Rudolf Lenz seine Schwester, Hildegard Gratz, in der Pflegeeinrichtung, wo sie seit einem Jahr lebt. Diese Besuche sind für den älteren Herrn immer mit gemischten Gefühlen verbunden. Einerseits ist er froh, dass die vier Jahre jüngere und an Alzheimer-Demenz erkrankte Hildegard dort gut versorgt wird. Die Einrichtung gefällt ihm und insbesondere die Pflegefachpersonen kümmern sich mit viel Empathie und Geduld um seine Schwester. Dennoch – immer, wenn er hier ist, wird ihm bewusst, wie drastisch manche Veränderungen im Alter sein können, und er bekommt ein ungutes Gefühl.

Veränderungen im physiologischen Alterungsprozess

AUFGABE 3

1. Ohr 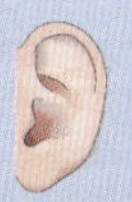	a) Verminderte Absorption von Vitaminen und Nährstoffen
2. Harnsystem 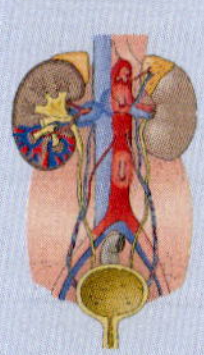	b) Verringerung der Zellenanzahl
3. Bewegungsapparat 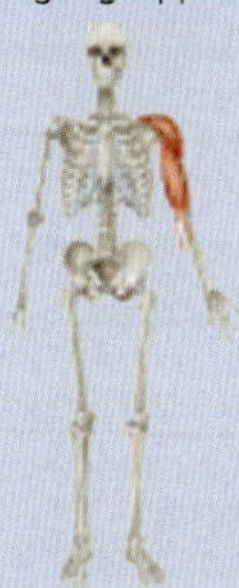	c) Elastizitätsverlust und Verengung
4. Verdauungssystem 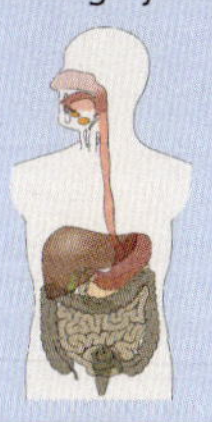	d) Verminderte Knorpelmasse
5. Gefäßsystem 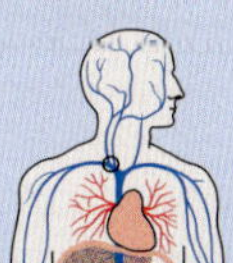	e) Degeneration der Haarzellen
6. Gehirn 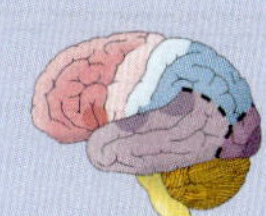	f) Überaktivität oder Schwäche

[L190, L275, L143]

Geriatrische Patientinnen und Patienten – Probleme und Aufgaben der Pflege

AUFGABE 4

1. Verunsicherung	a) Pflegehandlungen erklären
2. Ängste vor therapeutischen und pflegerischen Maßnahmen	b) Wertschätzende Kommunikation
3. Verlust von Sicherheit durch veränderten Tagesablauf	c) Aktivierende Pflege
4. Gefühl des Ausgeliefertseins	d) Sorgfältige Anamnese und Pflegediagnostik
5. Pflegeprobleme	e) Tagesstruktur in Ruhe erklären

Altersdepression – richtig oder falsch?

AUFGABE 5

1. Die Altersdepression ist bei vielen Menschen Teil der physiologischen Alterserscheinungen und muss daher in der individuellen Pflege berücksichtigt werden.	a) Richtig
2. Die Altersdepression gehört nicht zu den physiologischen Alterserscheinungen und ist in jedem Fall behandlungsbedürftig.	b) Falsch

Demografischer Wandel – richtig oder falsch?

AUFGABE 6

1. Der demografische Wandel bezieht sich auf die Zunahme des Anteils älterer Menschen in der Gesellschaft, verbunden mit einer höheren Lebenserwartung.	a) Richtig
2. Der demografische Wandel bezieht sich auf die Abnahme des Anteils älterer Menschen in der Gesellschaft, verbunden mit einer geringeren Lebenserwartung.	b) Falsch

Häufige medizinische Probleme

AUFGABE 7

1. 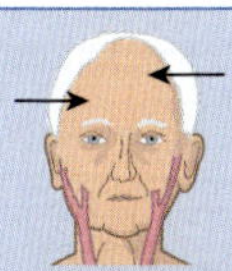	a) Niereninsuffizienz
2. 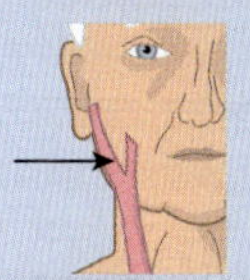	b) Hypertonie
3. 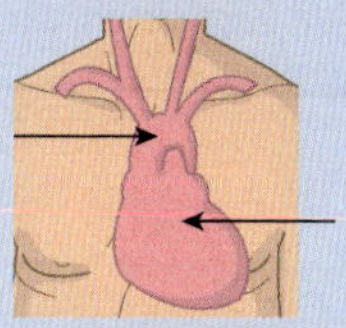	c) Hüftgelenkarthrose
4. 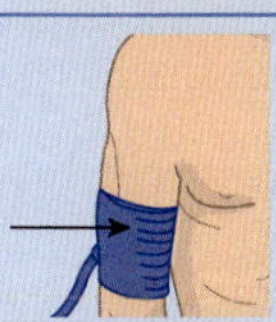	d) Diabetes mellitus
5. 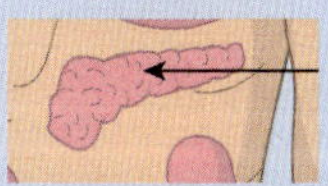	e) Demenz, Parkinson-Syndrom
6. 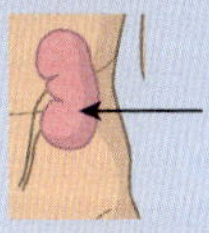	f) Koronare Herzkrankheit, Herzinfarkt, Herzinsuffizienz
7. 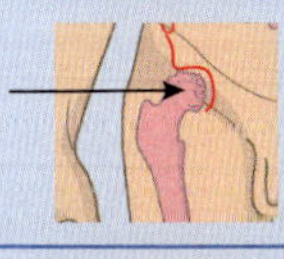	g) Osteoporose
8. 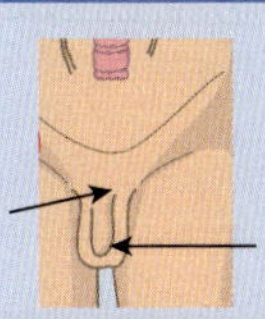	h) Arteriosklerose hirnversorgender Gefäße, Schlaganfall
9. 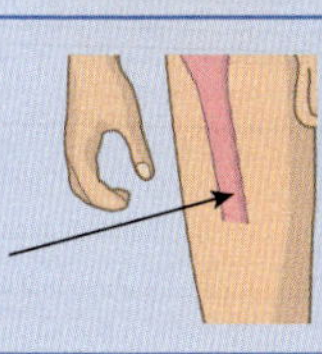	h) Inkontinenz, Prostatahyperplasie

[L190, L143]

Fachbegriffe

AUFGABE 8

1. Geriatrisches Syndrom	a) Ausgeprägter Verlust an Muskelmasse
2. Sarkopenie	b) Soziale und ökonomische Benachteiligung aufgrund des Lebensalters
3. Frailty	c) Gebrechlichkeit
4. Ageism	d) Einschränkung der Wahrnehmungsfähigkeit
5. Cognitive Impairment	e) Kombination von Symptomen, die sich gegenseitig beeinflussen

Altersdemenz

AUFGABE 9

1. Beginn	a) Schleichend
2. Stimmung und Verhalten	b) Zunächst überwiegend richtig
3. Antworten	c) Zunehmend eingeschränkt
4. Alltagsdefizite	d) Bagatellisieren, vertuschen
5. Kognitive Fähigkeiten	e) Schwankend

Spezielle Versorgungskonzepte

AUFGABE 10

1. Die fördernde Prozesspflege nach Krohwinkel …	a) stellt den pflegebedürftigen Menschen mit all seinen individuellen Bedürfnissen (Liebe, Trost, Bindung, etc.) in den Mittelpunkt.
2. Die aktivierend therapeutische Pflege nach Bartels …	b) ist ein Pflegemodell auf Basis des Bobath-Konzepts. Die verbliebenen Ressourcen sollen optimal gefördert werden.
3. Validation …	c) ist eine spezielle Technik der Kommunikation mit verwirrten Menschen.
4. Der Person-zentrierte Ansatz nach Kitwood …	d) fördert die individuellen Fähigkeiten und die Selbstständigkeit des älteren Menschen in den Aktivitäten, Beziehungen und existenziellen Erfahrungen des täglichen Lebens.

Fortsetzung

Der Besuch war schön. Heute konnten die beiden Geschwister sogar eine längere Unterhaltung führen. Rudolf findet, dass Hildegard viele klare Momente hatte. Das macht ihn sehr glücklich. Nachdem er sich verabschiedet hat, verlässt er ihr Zimmer wieder und geht auf dem Stationsflur Richtung Ausgang. Da kommen ihm zwei ältere Männer mit Matten unter den Armen entgegen. Sie wirken ein wenig verwirrt und kommen auf ihn zu: „Entschuldigung, bist du auch auf dem Weg zum Wintergarten? Wir sind hier neu eingezogen und finden uns noch nicht so wirklich zurecht. Ist ja ganz schön groß hier, oder? Na, jedenfalls wollen wir zur Yogastunde.“ Rudolf ist überrascht: „Yoga? Hier? Äh, nein, ich bin auf dem Weg zum Parkplatz. Ich bin nur Gast.“ Die Männer lächeln freundlich und wollen gerade in ein Gespräch einsteigen, als eine ältere attraktive Frau in moderner Sportkleidung und mit Yogamatte unterm Arm vorbeigeht: „Jungs, los geht‘s! Die warten nicht auf Euch! Mir nach!“ Rudolf, der schon seit vielen Jahren alleine lebt, ist positiv beeindruckt von der sportlichen Dame. Und das sieht man ihm anscheinend auch an, denn die beiden Männer können sich ein Lachen nicht verkneifen und meinen: „Na, vielleicht machst du ja trotzdem mal mit – als Gast!“ Rudolf lacht ebenfalls. „Warum eigentlich nicht?“, denkt er sich und geht weiter.

Sexualität im Alter

AUFGABE 11

1. Ein Bedürfnis nach Vertrautheit, Zärtlichkeit, Nähe und fester Bindung …	a) ist auch im hohen Alter ein wichtiges Thema.
2. Sex …	b) sind keine Seltenheit und müssen thematisiert werden.
3. Individuelle Bedürfnisse …	c) ist unabhängig vom Alter.
4. Sexuelle Übergriffe durch ältere Menschen auf Pflegende …	d) muss durch die Pflegenden immer gewahrt werden.
5. Die Intim- und Privatsphäre älterer Menschen …	e) müssen vor allem in Pflegeeinrichtungen ernst genommen und nicht unterbunden werden.

Dimensionen der Lebensqualität

AUFGABE 12

1. Objektive Umwelt	a) Fähigkeit, ein selbstständiges und selbstbestimmtes Leben zu führen, Anpassungsfähigkeit an neue Lebenssituation (u.a.)
2. Subjektives Wohlbefinden	b) Gefühl der Zugehörigkeit, Gefühl der Lebenszufriedenheit (u.a.)
3. Verhaltenskompetenz	c) Subjektive Bewertung der Lebensbedingungen
4. Erlebte Lebensqualität	d) Wohnraum, Nachbarn, Einkaufsmöglichkeiten (u.a.)

II PFLEGE BEI ERKRANKUNGEN

14 PFLEGE BEI HERZ-ERKRANKUNGEN

Lernsituation

„Na, da haben Sie aber allen einen ganz schönen Schrecken eingejagt! Wie fühlen Sie heute, Herr Weber?“ Tom Weber nickt und erwidert lächelnd der Pflegefachfrau Carina Köster: „Ja, da sagen Sie was. Das ich mit Anfang 40 einen Herzinfarkt bekomme, damit hätte ich nicht gerechnet. Aber ich muss zugeben, dass mein Lebensstil in den letzten Jahren wahrscheinlich viel dazu beigetragen hat. Meine Kinder sind 6 und 4 Jahre alt. Ich darf mir die Situation gar nicht vorstellen, wenn es nicht so glimpflich ausgegangen wäre.“ Carina Köster zeigt sich verständnisvoll für die Gefühlslage des Patienten. Sie bemerkt, dass Tom feuchte Augen bekommt. Etwas in sich gekehrt fährt er fort: „Jetzt kommt erstmal die Reha und dann werde ich alles ändern.“ Die Pflegerin nimmt vorsichtig seine Hand und beruhigt ihn: „Jetzt machen Sie erstmal langsam. Der Infarkt ist erst drei Tage her. Sie haben Glück, dass es sich um eine eher unkomplizierte Form gehandelt hat. Aber, ja, es ist wichtig die richtige Einstellung bezüglich des Lebensstils zu finden, damit sich so etwas nicht wiederholt. Aber Schritt für Schritt, Herr Weber. Jetzt machen wir uns erst einmal wieder gemeinsam an Ihre Mobilisation. Probieren wir heute mal ein paar Schritte im Zimmer umherzugehen. Ich überprüfe dabei immer wieder Ihren Puls und Sie sagen mir bitte sofort, wenn Sie sich nicht wohl fühlen.“ Tom nickt zustimmend: „Vielen Dank. Sie haben bestimmt schon vielen Menschen mit Herzerkrankungen hier auf Station Mut gemacht, oder?“ „Oh, ja. Da habe ich schon einiges erlebt!“ Carina versinkt kurz in Gedanken …

Herzinfarkt (Myokardinfarkt)

AUFGABE 1

1. Ein Herzinfarkt entsteht fast immer, wenn vorher folgende Erkrankung vorliegt:	a) Heftigste und andauernde retrosternale Schmerzen
2. Hierzu kommt es, wenn ein Herzinfarkt vorliegt:	b) Oberbauchschmerzen
3. Leitsymptom:	c) Koronare Herzkrankheit (KHK)
4. Leitsymptom vor allem bei Frauen:	d) Verschluss einer Koronararterie, bzw. eines Koronararterienastes. Hierdurch Absterben des Herzmuskelgewebes, das durch diesen Ast versorgt wurde

AUFGABE 2

1. Betroffene, die noch vor dem Eintreffen im Krankenhaus sterben:	a) 30 %
2. Betroffene, die im Krankenhaus sterben:	b) 5–10 %
3. Betroffene, die nur wenig oder keine Schmerzen haben (stummer Herzinfarkt):	c) 20–25 %

AUFGABE 3

Bitte ordnen Sie die Ziffern der Zeichnung zu.

1. Rechte Koronararterie (A. coronaria dextra)
2. Linke Koronararterie (A. coronaria sinistra)
3. Ramus circumflexus
4. Verschluss des Ramus interventricularis anterior
5. Infarktbezirk

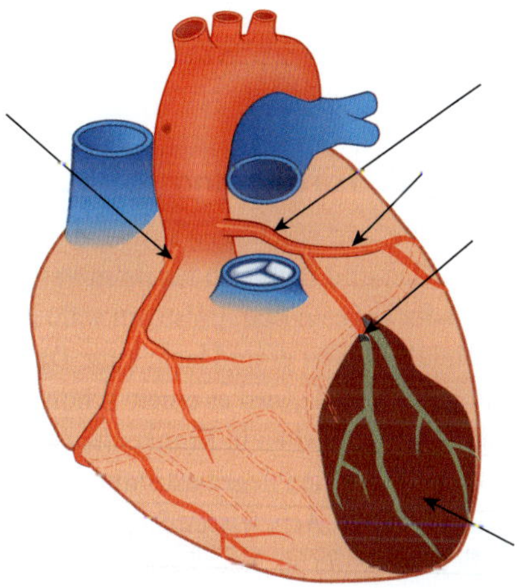

[L255]

AUFGABE 4

1. EKG (Elektrokardiogramm)	a) Kontinuierliche Darstellung des EKGs auf einem Monitor zur Überwachung während Eingriffen oder auf der Überwachungs-/Intensivstation
2. Ruhe-EKG	b) „Standard"-EKG
3. Monitor-EKG	c) EKG zur Diagnose nur vorübergehend auftretender Rhythmusstörungen
4. Belastungs-EKG	d) EKG z. B. für Notfälle oder Hausbesuche mit Möglichkeit der Datenübertragung auf PC/Tablet
5. Langzeit-EKG	e) Drahtlose Datenübertragung vom Patienten zu einem anderen Ort, z. B. Pflegestützpunkt
6. Mobiles EKG	f) Registriert und zeichnet die elektrischen Erregungsvorgänge des Herzens auf
7. Telemetrie-EKG	g) EKG während körperlicher Anstrengung

Fortsetzung

Herr Weber hat sich heute „gut geschlagen“. Auch die Pflegefachfrau Carina Köster ist zufrieden und freut sich für ihren Patienten. Dieser setzt sich langsam wieder auf sein Bett. „Also, im wahrsten Sinne des Wortes: Hand aufs Herz!“, äußert er und lacht kurz. Dann fährt er fort: „Wenn es um die Pumpe geht, da wird es einem schon anders. Ich war schon ein paar Mal in meinem Leben in Krankenhäusern, aber nie wegen meines Herzens. Da ist die Pflege bestimmt auch nicht immer leicht, oder?“ Carina erwidert: „Ach, wissen Sie, das hängt immer von der individuellen Pflegesituation ab. Kein Patient ist wie der andere. Aber bei Herzerkrankungen müssen wir definitiv ein besonderes Auge auf die Patientinnen und Patienten haben.“

Herzerkrankungen

AUFGABE 5

1. Akut lebensbedrohliche Form der Koronaren Herzkrankheit (KHK)	a) Herzinfarkt (Myokardinfarkt)
2. Akute, schwere Manifestation der KHK mit Nekrose des Herzmuskelgewebes nach anhaltender Ischämie	b) Akutes Koronarsyndrom (ACS)
3. Krankhafte Veränderung und Funktionsstörung einer Herzklappe	c) Kardiogener Schock
4. Lebensbedrohliches Kreislaufversagen mit schwerem Sauerstoffmangel des Organismus, entstanden durch ein „Pumpversagen" (primäres Herzversagen)	d) Herzinsuffizienz
5. Herzmuskelschwäche, die dazu führt, dass das Herz nicht in der Lage ist, das Blutvolumen zu fördern, welches für die Versorgung des Körpers erforderlich wäre	e) Herzrhythmusstörungen
6. Störungen der Herzfrequenz und / oder der Regelmäßigkeit des Herzschlags aufgrund von Reizleitungs- und/oder Reizbildungsstörungen	f) Endokarditis
7. Entzündung der Herzinnenhaut	g) Herzklappenfehler

Herzrhythmusstörungen

AUFGABE 6

1. Tachykardie	a) Unregelmäßiger Herzschlag
2. Bradykardie	b) Herzstillstand
3. Arrhythmie	c) Herzfrequenz unter 60 Schläge/Min. (bei Erwachsenen)
4. Tachyarrhythmie	d) Herzfrequenz über 100 Schläge/Min. (bei Erwachsenen)
5. Bradyarrhythmie	e) Unregelmäßiger, zu schneller Herzschlag
6. Asystolie	f) Unregelmäßiger, zu langsamer Herzschlag

Herzinsuffizienz

AUFGABE 7

1. Häufige Ursachen der Linksherzinsuffizienz	a) Gestaute, erweiterte Halsvenen, Ödeme (Bauch, Unterschenkel, Füße), Gewichtszunahme, Leber- und Milzvergrößerung, Aszites, Magenbeschwerden
2. Häufige Ursachen der Rechtsherzinsuffizienz	b) Belastungs- und Ruhedyspnoe, Orthopnoe, Rasselgeräusche über der Lunge, Husten, Lungenödem, Zyanose, Einsatz der Atemhilfsmuskulatur
3. Symptome bei Linksherzinsuffizienz	c) Arterielle Hypertonie, KHK einschl. Herzinfarkt, Klappenfehler, Rhythmusstörungen
4. Symptome bei Rechtsherzinsuffizienz	d) Eingeschränkte Leistungsfähigkeit, Schwäche, Ermüdbarkeit, Nykturie, Tachykardie bei Belastung, Herzrhythmusstörungen, Herzvergrößerung, Pleuraerguss, niedriger Blutdruck im Spätstadium
5. Gemeinsame Symptome von Links- und Rechtsherzinsuffizienz	e) Linksherzinsuffizienz, Herzklappenfehler, Lungenerkrankungen

Hauptursachen der Herzinsuffizienz – richtig oder falsch?

AUFGABE 8

1. Die häufigsten Ursachen einer chronischen Herzinsuffizienz beim Erwachsenen sind angeborene Herzfehler.	a) Richtig
2. Die häufigste Ursache einer chronischen Herzinsuffizienz beim Erwachsenen ist die arterielle Hypertonie.	b) Falsch

Anatomie

AUFGABE 9

Bitte ordnen Sie die Ziffern der Zeichnung zu.

1. Rechte Kammer
2. Truncus pulmonalis (Stamm der Lungenschlagadern)
3. Mitralklappe
4. Rechte Lungenvenen
5. Pulmonalklappe
6. Linke Lungenarterien
7. Trikuspidalklappe
8. Linke Lungenvenen
9. Rechter Vorhof
10. Rechte Lungenarterien
11. V. cava superior
12. Linker Vorhof
13. V. cava inferior
14. Linke Kammer
15. Kopf- und Halsarterien

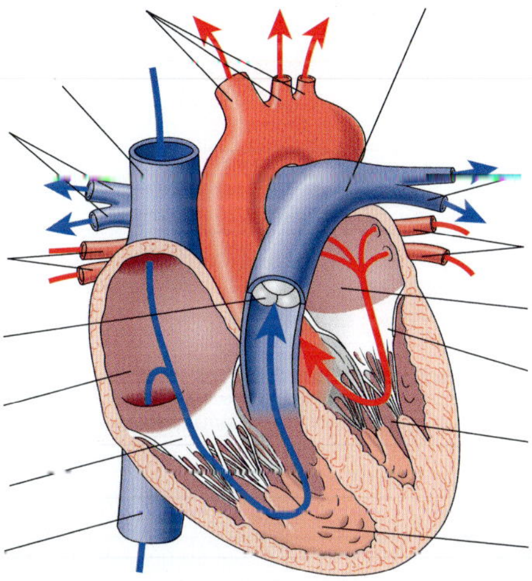

[L190]

AUFGABE 10 Bitte ordnen Sie die Ziffern der Zeichnung zu.

1. Epikard
2. Perikard
3. Myokard (dicke Kammermuskulatur)
4. Endokard
5. Myokard (dünne Vorhofmuskulatur)

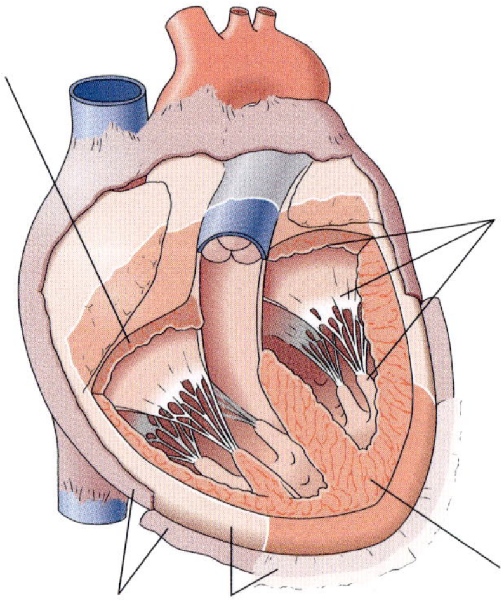

[L190]

Pflegetätigkeiten

AUFGABE 11

1. Bei akut Herz-kranken …	a) die Herzbettposition anbieten, da sie oft als besonders angenehm empfunden wird.
2. Beschwerden immer …	b) auf Sorgen und Ängste eingehen.
3. Bei Bettruhe …	c) unterstützen und dabei immer auf Atmung, Puls, Blutdruck, Gesichtsfarbe und das allgemeine Befinden achten.
4. Bei Gesprächen mit Erkrankten…	d) ernst nehmen.
5. Bei der Mobilisation …	e) regelmäßig die Vitalzeichen kontrollieren.

15 PFLEGE BEI KREISLAUF- UND GEFÄẞERKRANKUNGEN

Lernsituation

„Es tut mir sehr leid, ich stelle mich gerade nicht besonders geschickt an." Timo Hager ist die Situation sehr unangenehm. Irgendwie bekommt er heute die Kompressionsstrümpfe bei Karla Meyer nicht angezogen. Der Pflegeschüler fährt seit zwei Wochen bei einem ambulanten Pflegedienst mit. Die Patientin Frau Meyer zeigt sich verständnisvoll: „Denken Sie sich nichts. Meine Beine sind heute sehr geschwollen. Und selbst wenn sie es nicht sind, geht das schwer. Ich habe für solche Tage eine Anziehhilfe. Vielleicht geht es damit besser. Sind Sie so nett und holen sie aus meinem Schlafzimmer? Direkt hinter der Tür. Herrje, jetzt sehen Sie sich diese Krampfadern an! Furchtbar! Ob Sie es glauben oder nicht, ich hatte mal richtig schöne Beine als junges Mädchen." Timo lächelt: „Hauptsache, Sie haben keine Schmerzen und bleiben noch sehr lange mobil und zufrieden! Ohne dass Ihnen lästige Pflegeschüler die Beine abreißen!" „Ja! Das wäre eine tolle Welt!" Beide lachen und Timo geht ins Schlafzimmer. „Aber ich will mich nicht beschweren", sagt die Patientin ein wenig auch zu sich selbst. „Mein Mann hatte lange Zeit mit einem offenen Bein zu kämpfen. Das war furchtbar! Wie ist nochmal der Fachbegriff dafür?" Timo erwidert: „Sie meinen wahrscheinlich ein Ulcus cruris, Frau Meyer."

Kompressionsstrümpfe – Kompressionsklassen (KKL) und Indikationen

AUFGABE 1

1. I, ca. 20 mmHg (Druck im Fesselbereich)	a) Postthrombotisches Syndrom, schwere Varikosis mit starker Ödemneigung, Atrophie, nach Abheilung besonders rezidivierender Ulzera
2. II, ca. 30 mmHg (Druck im Fesselbereich)	b) Ausgeprägte Varikosis mit Ödemneigung, stärkere Schwangerschaftsvarikosis, nach Abheilung kleiner Ulzera oder nach Thrombophlebitis, nach Varizenverödung/-operation
3. III, ca. 40 mmHg (Druck im Fesselbereich)	c) Schwere- und Müdigkeitsgefühl in den Beinen, geringgradige Varikosis, beginnende Schwangerschaftsvarikosis
4. IV, ca. 60 mmHg	d) Lymphödem, Elephantiasis

Ulcus cruris

AUFGABE 2

1. Ein Ulcus cruris ist …	a) i. d. R. eine ischämisch (durch Minderdurchblutung) bedingte Nekrose mit Autolyse (Selbstverdauung/-abbau) und Verfärbung des Gewebes.
2. Eine Nekrose ist …	b) ein Unterschenkelgeschwür, ausgehend von einem oft tiefen Substanzdefekt in vorgeschädigter Haut. In 60–80 % venös bedingt.
3. Eine Gangrän ist …	c) eine matschig-schmierige Wunde, die übel-faulig riecht. Hierbei zersetzen Bakterien das abgestorbene Gewebe.
4. Eine trockene Gangrän ist …	d) ein lokal begrenztes Absterben von Zellen oder Geweben im lebenden Organismus.
5. Eine feuchte Gangrän ist …	e) ein blauschwarzer bis schwarzer, scharf abgegrenzter Gewebedefekt (sieht wie mumifiziert aus, Gewebe ist trocken und hart).

AUFGABE 3

1. Arterielles Ulcus cruris	a) 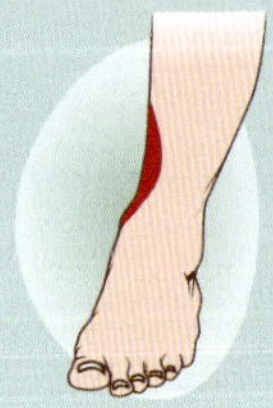
2. Venöses Ulcus cruris	b) 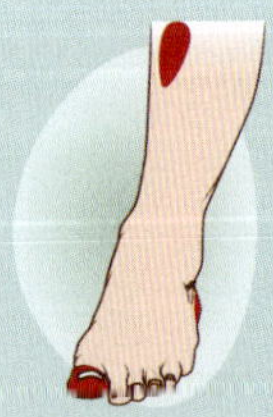

[L138, L143]

Erkrankungen der Venen

AUFGABE 4

1. Varizen:	a) Z. B. Thromben, Luft, Fremdkörper oder Bakterien
2. Varikosis:	b) Entzündung und Thrombose einer oberflächlichen Vene
3. Thrombophlebitis:	c) Verschluss einer tiefen Vene durch eine Thrombose
4. Thrombose:	d) Blutgerinnung in den Blutgefäßen oder den Herzhöhlen mit Bildung eines Blutgerinnsels
5. Tiefe Venenthrombose (TVT, Phlebothrombose):	e) Krampfadern (erweiterte oberflächliche Venen)
6. Embolie:	f) Gefäßverschluss durch in die Blutbahn verschleppte Substanzen, die sich nicht im Blut lösen
7. Embolus:	g) Krampfaderleiden

S-L Regel bei Venenerkrankungen

AUFGABE 5

1. S wie Stehen und Sitzen ist bei Venenerkrankungen ...	a) besser, da so der venöse Rückfluss gefördert werden kann.
2. L wie Laufen und Liegen ist bei Venenerkrankungen ...	b) ungünstig, da so das venöse Blut leichter fußabwärts versacken kann.

Gefäßerkrankungen

AUFGABE 6

1. Venöses Ulcus cruris	a) 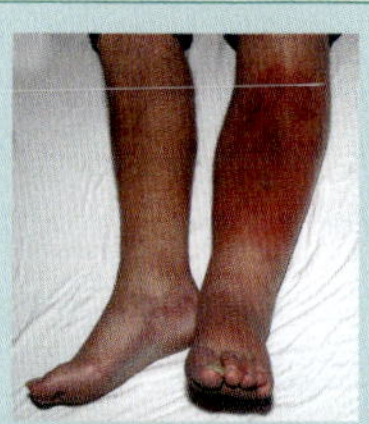
2. Arterielles Ulcus cruris mit feuchter Gangrän	b) 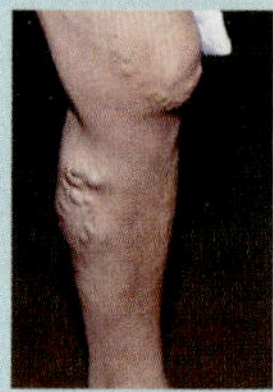
3. Trockene Nekrosen aufgrund von pAVK	c) 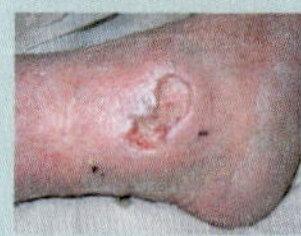
4. Tiefe Beinvenen-thrombose	d) 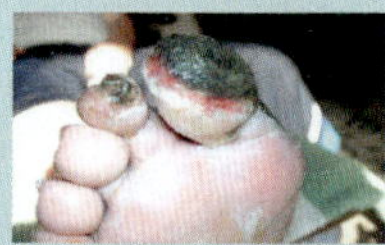
5. Varikosis	e) 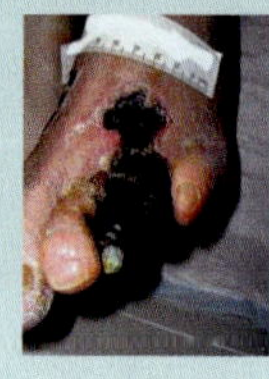

[F923-001, R415, M845, M291, L143]

Fortsetzung

Geschafft! Die Kompressionsstrümpfe sitzen! Timo Hager kontrolliert noch einmal genau und zieht ein paar Falten glatt. „Haben Sie eigentlich Ihre, wie Sie nennen, Hausaufgaben gemacht, Frau Meyer?“ „Ach, herrje! Sie sind ja schlimmer als Ihre Vorgesetzten! Also, schön, erwischt! Ich habe diese komische „Pumpe“ heute noch nicht aktiviert. Krieg ich jetzt Ärger?“ Timo lacht: „Nein, aber Applaus auch nicht! Spaß beiseite, wissen Sie noch, wie die Übungen gehen, oder soll ich sie Ihnen noch einmal vormachen?“ Frau Meyer schüttelt lächelnd den Kopf: „Nein, danke, das ist nett von Ihnen. Aber ich kenne die Übungen. Und Sie haben auch Recht, dass Sie mich daran erinnern. Ich werde es heute noch machen, bestimmt!“

Bewegungsübungen

AUFGABE 7

1. Übungen zum Gefäßtraining bei arteriellen Erkrankungen
2. Übungen mit Aktivierung der Wadenmuskelpumpe bei venösen Erkrankungen
3. Bewegungsübungen bei Bein- und Armlymphödem

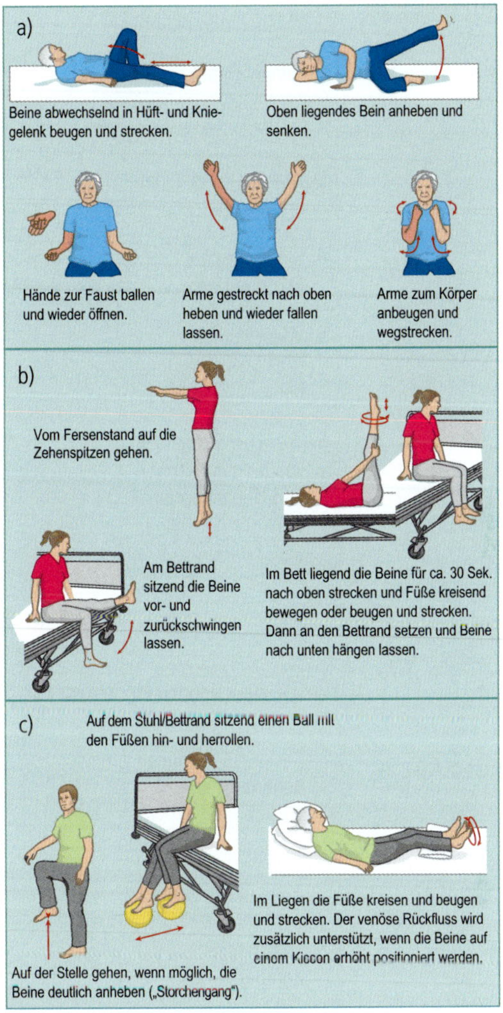

[L138, L143]

Positionierung

AUFGABE 8

1. Arterienerkrankung	a) Beine immer tief positionieren
2. Venenerkrankung	b) Flachpositionierung der Beine mit kurzen Phasen einer Tiefpositionierung (falls nicht anders angeordnet)
3. Arterien- und Venenerkrankung	c) Venenerkrankungen!
4. Lymphatische Erkrankungen	d) Beine immer leicht erhöht positionieren
5. Vorsicht! Keine Hochpositionierung bei …	e) Betroffene Extremität immer erhöht positionieren
6. Vorsicht! Vermeiden von langem Sitzen und Übereinanderschlagen der Beine bei …	f) Arterienerkrankungen!

Periphere arterielle Verschlusskrankheit (pAVK)

AUFGABE 9

1. Definition	a) Intermittierendes Hinken, Schaufensterkrankheit: Betroffene können nur begrenzte Strecke gehen, bevor Minderdurchblutung und Ischämieschmerzen zu Ausruhen zwingen
2. Krankheitsentstehung	b) Reduktion des kardiovaskulären Risikos, Beschwerdebesserung, Extremitätenerhalt
3. Leitsymptom	c) Chronische Verengungen und Verschlüsse der Aorta oder der Extremitätenarterien (ca. 95 % der unteren Extremität)
4. Behandlungsstrategie	d) Hauptsächlich Arteriosklerose

Arterienverschluss – 6-mal „P"

AUFGABE 10

1. Pain:	a) Gefühlsstörungen
2. Paleness:	b) Pulslosigkeit der Extremität
3. Paraesthesia:	c) Schock
4. Pulslessness:	d) Blässe des betroffenen Körperteils
5. Paralysis	e) Bewegungseinschränkungen oder -unfähigkeit
6. Prostration	f) Plötzlich einsetzender, stärkster Schmerz

Arzneimittel

AUFGABE 11

1. Thrombozyten-aggregations-hemmung	a) Medikamentöse Gerinnungshemmung durch Unterbrechung der Gerinnungs-kaskade
2. Antikoagulation	b) Medikamentöse Hemmung der Blutplättchenfunktion: Hemmen das Zusammenballen von Thrombozyten mit nachfolgender Thrombusbildung
3. Thrombolyse (Lyse)	c) Medikamentöse Wiederauflösung arterieller oder venöser Thromben

16 PFLEGE BEI LUNGENERKRANKUNGEN

Lernsituation

Die Pflegeauszubildenden verteilen sich langsam in der Klasse und setzen sich an ihre Plätze. Luisa Kitano, die Pflegepädagogin, begrüßt alle und klärt über die Inhalte der nächsten Unterrichtseinheiten auf: „Wir werden uns mit einem für Sie sehr wichtigen Thema auseinandersetzen: Die Lunge, sowie mögliche Erkrankungen und die passenden Pflegemethoden." Jasper Holzhausen stöhnt und ruft in die Klasse hinein: „C-O-P-D, richtig? Laaaangweilig! Hatten wir schon!" Frau Kitano lässt sich nicht stören. Sie kennt Jasper mittlerweile recht gut und auch seine etwas vorlaute Art. Dennoch weiß die Pädagogin ihn auch sehr zu schätzen, denn hinter der coolen Fassade des gelangweilten Schülers steckt ein sehr wissbegieriger junger Mann, der manchmal nur etwas unterfordert ist. Sie erwidert: „Ich habe einen Vorschlag: Wie wäre es, wenn Sie für die Klasse bis zum nächsten Mal einen Vortrag vorbereiten, indem Sie kurz die wichtigsten Lungenerkrankungen erläutern? Wenn Sie möchten können Sie auch gerne auf eine Erkrankung detaillierter eingehen. Wäre das was?" „Na, klar! Kein Problem!", sagt Jasper und denkt sich „Verdammt!".

Blutgasanalyse

AUFGABE 1

1. Hypoxämie	a) $paO_2 < 70$ mmHg bei $paCO_2 > 46$ mmHg
2. Hypokapnie	b) $paO_2 < 70$ mmHg bei normalem oder erniedrigtem $paCO_2$
3. Hyperkapnie	c) Sauerstoffpartialdruck im arteriellen Blut (paO_2) < 70 mmHg (9,5 kPa, altersabhängig)
4. Respiratorische Partialinsuffizienz	d) Kohlendioxidpartialdruck im arteriellen Blut ($paCO_2$) < 32 mmHg (4,3 kPa), durch Hyperventilation oder metabolische Azidose mit respiratorischer Kompensation
5. Respiratorische Globalinsuffizienz	e) $paCO_2 > 46$ mmHg (6,1 kPa), durch Hypoventilation oder metabolische Alkalose mit respiratorischer Kompensation

Lungenerkrankungen

AUFGABE 2

1. Entzündung des Lungenparenchyms durch infektiöse, allergische oder physikalisch-chemische Ursachen	a) Tuberkulose
2. Entzündung der Bronchien, meist mit einer Tracheitis (Entzündung der Luftröhre) einhergehend	b) Pneumonie (Lungenentzündung)
3. Meldepflichtig nach Infektionsschutzgesetz. Weltweit verbreitete, bakterielle Infektionskrankheit mit chronischem Verlauf. Meist in Atmungsorganen lokalisiert	c) Asthma bronchiale
4. Leitsymptom sind Atemnotanfälle. Erkrankung der Atemwege, gekennzeichnet durch Übererregbarkeit und chronische Entzündungen, sowie variable Atemwegobstruktion	d) Lungenkarzinom
5. Ansammlung von Luft im Pleuraspalt	e) Akute Bronchitis
6. Zweithäufigster bösartiger Tumor bei Männern, dritthäufigster bei Frauen.	f) Pneumothorax
7. Zweithäufigste angeborene Stoffwechselerkrankung in Deutschland, die neben der Bauchspeicheldrüse vor allem die Lunge betrifft.	g) Mukoviszidose

Die Lunge

AUFGABE 3 Bitte ordnen Sie die Ziffern der Zeichnung zu.

1. Linker Oberlappen
2. Rechter Hauptbronchus
3. Rechter Unterlappen
4. Luftröhre (Trachea)
5. Linker Unterlappen
6. Linker Hauptbronchus
7. Luftröhrenbifurkation
8. Rechter Mittellappen
9. Linke Lappenbronchien
10. Rechter Oberlappen
11. Rechte Lappenbronchien

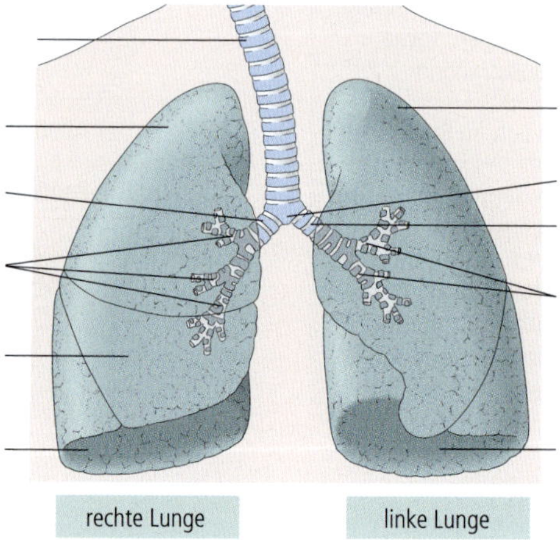

[L190]

Lungenresektionsverfahren

AUFGABE 4

1. Keilresektion	a) 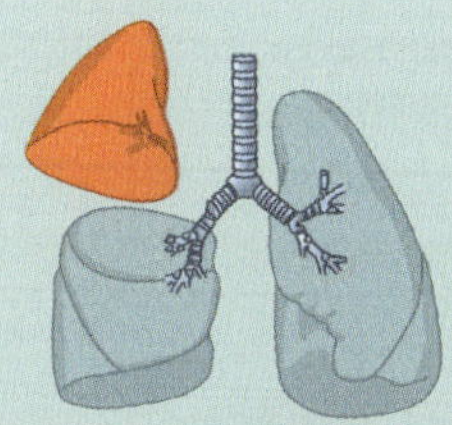
2. Segmentresektion	b) 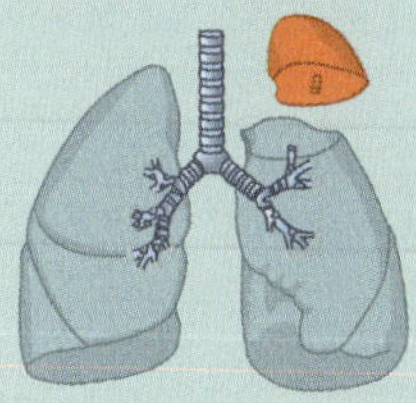
3. Lobektomie (Lappenresektion)	c) 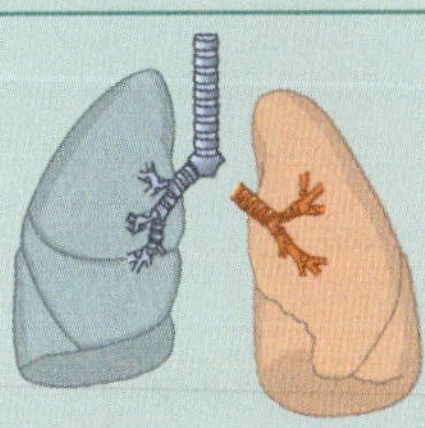
4. Pneumektomie	d) 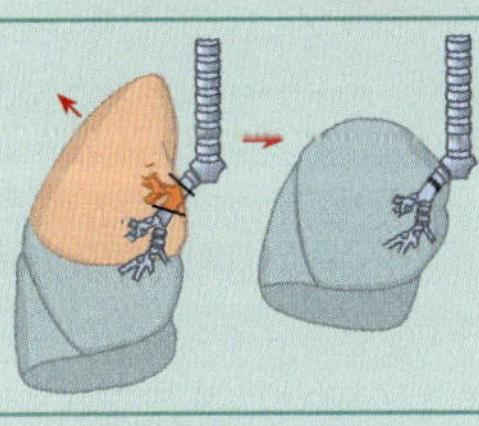
5. Manschettenresektion	e) 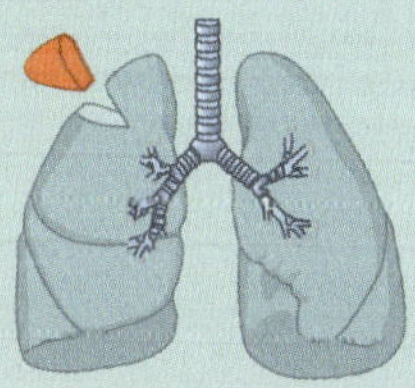

[L190, L138, L143]

Fortsetzung

Eine Woche später hält der Pflegeschüler Jasper Holzhausen seinen Vortrag. Er recherchiert gerne und gibt sein Wissen mit Freude an andere weiter. Das ist auch seiner Lehrerin schon aufgefallen, die ihm dazu riet, eventuell nach der Ausbildung Pflegepädagogik zu studieren. Heute hat er sich erst mal auf das Thema Pneumonie speziell vorbereitet.

Verschiedene Einteilungen der Pneumonie

AUFGABE 5

1. Infektiöse Pneumonie	a) Durch Allergie, Aspiration oder physikalisch-chemische Reize (z. B. Bestrahlung)
2. Nichtinfektiöse Pneumonie	b) Rasch einsetzend mit schnellem Verlauf
3. Akute Pneumonie	c) Herdförmige Entzündung der Bronchien und des sie umgebenden Lungengewebes
4. Chronische Pneumonie	d) Durch Bakterien, Pilze, Viren oder Protozoen
5. Nosokomiale Pneumonie	e) Langsam beginnend mit länger andauerndem Verlauf
6. Bronchopneumonie	f) Entzündungsreaktion vor allem in den Alveolen
7. Alveoläre Pneumonie	g) Bei zuvor Gesunden
8. Primäre Pneumonie	h) Im Krankenhaus erworben

Atemtherapie bei Pneumonie

AUFGABE 6

1. Unabhängig von der Ursache erfordert die Pneumonie immer …	a) eine Atemtherapie.
2. Zur Förderung und Unterstützung der Atmung werden z. B. auch Hilfsmittel eingesetzt, wie …	b) z. B. eine Dehnlagerung, VATI-Lagerung oder Oberkörperhochlagerung.
3. Hilfreich zur Atemerleichterung ist auch …	c) kommt es zur Sekretverflüssigung.
4. Durch ausreichend Flüssigkeitszufuhr und Inhalation …	d) kommt es zur Sekretlockerung.
5. Durch Abklopfen, Vibrationsmassage und VRP-Atemtrainer …	e) ein SMI-Trainer.

Fortsetzung

Der Pflegeschüler hat seinen Vortrag beendet. Seine Lehrerin kann es sich nicht verkneifen: „So, Herr Holzhausen, und nun noch ein paar Fragen zu COPD!“ Alle lachen. Frau Kitano fährt fort: „Das war sehr gut, vielen Dank erstmal, Herr Holzhausen. Ich würde jetzt gerne noch auf Dyspnoe und Lungen- bzw. Atemvolumina eingehen.“

Dyspnoe-Skala der ATS (American Thorax Society)

AUFGABE 7

1. Grad 0	a) Dyspnoe bei normalem Gehen in der Ebene, Pausen zum Atemholen auch bei eigenem Tempo nötig
2. Grad 1	b) Dyspnoe zu stark, um das Haus zu verlassen. Dyspnoe beim Reden und/oder beim Anziehen
3. Grad 2	c) Keine Dyspnoe, außer bei erheblicher körperlicher Anstrengung
4. Grad 3	d) Pausen beim Gehen nach einigen Minuten oder nach etwa 100 m im Schritttempo nötig
5. Grad 4	e) Dyspnoe bei raschem Gehen in der Ebene oder leichtem Anstieg

Chronisch-obstruktive Lungenerkrankung (COPD)

AUFGABE 8

1. Häufigste Ursache:	a) Eingeatmete Schadstoffe (Rauchen)
2. Beschwerden:	b) Atemwegsverengung, Atemwegsentzündung, Umbau von Atemwegen und Lungengewebe, Lungenüberblähung
3. Komplikationen:	c) Verschlechterung des Gesamtzustandes, Infektionen, respiratorische Insuffizienz, Rechtsherzinsuffizienz
4. Folgen:	d) Rauchverzicht, Inhalation, Atem-, Bewegungs-, Ernährungstherapie, Infektionsprophylaxe, Sauerstoffgabe
5. Therapeutische Maßnahmen:	e) Atemnot, Husten mit Auswurf

Lungen- und Atemvolumina

AUFGABE 9

1. Totalkapazität (TC)	a) Normale Luftmenge pro Atemzug
2. Vitalkapazität (VC)	b) Luftmenge der Lunge nach maximaler Ausatmung
3. Funktionelle Residualkapazität (FRC)	c) Luftmenge, die nach einer normalen Ausatmung zusätzlich ausgeatmet werden kann
4. Inspiratorisches Reservevolumen (IRV)	d) Maximale ein- und ausatembare Luftmenge
5. Atemzugvolumen (AZV)	e) Luftmenge, die nach einer normalen Einatmung zusätzlich eingeatmet werden kann
6. Exspiratorisches Reservevolumen (ERV)	f) Maximale Luftmenge der Lunge
7. Residualvolumen (RV)	g) Luftmenge in der Lunge nach normaler Ausatmung

17 PFLEGE BEI ERKRANKUNGEN DES MAGEN-DARM-TRAKTS

Lernsituation

Den ersten Tag in der Notfallambulanz hätte sich Thea Schiller anders vorgestellt. Dass sie direkt so einen ernsten Fall miterleben musste, ist zwar einerseits sehr lehrreich, aber die junge Patientin hat ihr auch furchtbar leidgetan. Die Frau hat sich die ganze Zeit über gekrümmt vor Schmerzen, sich dabei den Bauch gehalten und geschrien. So etwas hat die Pflegeschülerin vorher noch nie mitansehen müssen. Nachdem die Patientin medikamentös behandelt wurde, ist nun eine schnelle Ursachenklärung notwendig. Thea erkundigt sich bei ihrer Praxisanleiterin, ob schon etwas bei der Diagnostik herausgekommen ist. „Du meinst die Frau mit dem akuten Abdomen von vorhin, oder? Da habe ich noch nichts Neues gehört. Aber nach der Schmerzlokalisation zu urteilen, könnte ich mir vorstellen, dass es sich dabei um eine Appendizitis handelt. Ich gebe dir Bescheid, wenn ich etwas erfahre. Hast du denn eine Ahnung, worum es sich beim akuten Abdomen noch handeln könnte?“ Thea überlegt.

Häufige Ursachen des akuten Abdomens

AUFGABE 1

1. Entzündung des Wurmfortsatzes
2. Darmverengung oder -verschluss durch äußere oder innere Einflüsse
3. Darmlähmung
4. Blutung in die Bauchhöhle nach Verletzung
5. Cholezystitis

a) Paralytischer Ileus
b) Leber-, Milzruptur (u. a.)
c) Mechanischer Ileus
d) Gallenblasenentzündung
e) Appendizitis

Anatomie

AUFGABE 2 Bitte ordnen Sie die Ziffern der Zeichnung zu.

1. Pankreas (Bauchspeicheldrüse); 2. Milz (Lien, Splen); 3. Magen (Gaster, Ventriculus); 4. Nahrung; 5. Dünndarm: Duodenum (Zwölffingerdarm); 6. Dünndarm: Dünndarmkonvolut (Gekrösedarm); 7. Mastdarm (Rektum); 8. Stuhl; 9. Gallenblase (Vesica biliaris, Vesica fellea); 10. Speiseröhre (Ösophagus); 11. Leber (Hepar); 12. Dickdarm: Kolon (Grimmdarm); 13. Dickdarm: Blinddarm (Caecum) mit Wurmfortsatz (Appendix vermiformis)

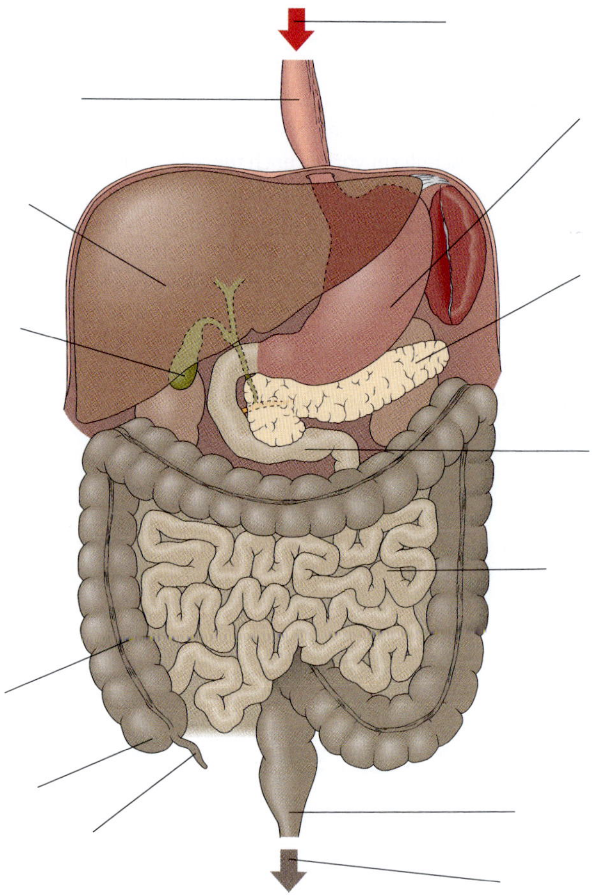

[L190]

Fortsetzung

Später bei der Übergabe an die Kolleginnen und Kollegen stellt sich heraus, dass bei der jungen Patientin tatsächlich eine Appendizitis vorlag, woraufhin eine Appendektomie vorgenommen wurde. Thea Schiller wendet sich erneut an ihre Praxisanleiterin: „Ich hätte nie gedacht, dass dadurch solche furchtbaren Schmerzen entstehen können. Wenn man hört ‚Der hat den Blinddarm rausbekommen', klingt das gar nicht so dramatisch, fand ich immer." Die erfahrene Pflegefachfrau klärt ihre Schülerin auf: „Da darf man sich nicht täuschen! Die banalsten Vorfälle können lebensbedrohlich werden. Du würdest dich wundern, in welchem Zustand ich hier schon Menschen mit Magen-Darm-Infekten versorgt habe. Je nach Alter und Gesundheitszustand kann auch das schnell bedrohlich werden! Genauso wie das Gegenteil, die Obstipation. Es gibt zahlreiche Erkrankungen, die den Magen-Darm-Trakt betreffen, die sehr unangenehm, bzw. gefährlich werden können."

AUFGABE 3

Gastroenteritis

1. Eine infektiöse Gastroenetritis ist auch bekannt als …	a) Enteritis-Salmonellen.
2. Häufigster gemeldeter Durchfallerreger in Deutschland sind …	b) infektiöser Brechdurchfall.
3. Zweithäufigster bakterieller gemeldeter Durchfallerreger in Deutschland sind …	c) blutiger Stuhl, Teerstuhl, blutiges Erbrechen.
4. Sofortiger Arztbesuch ist (u. a.) dringend notwendig bei Symptomen wie…	d) Säuglinge, Kleinkinder, alte und abwehrgeschwächte Menschen.
5. Besonders gefährdet sind …	e) Noroviren.

Magen-Darm-Erkrankungen

AUFGABE 4

1. Gastritis	a) Durchfall
2. Ulcus ventriculi	b) Magenkrebs
3. Diarrhö	c) Magengeschwür
4. Obstipation	d) Gluteninduzierte Enteropathie
5. Magenkarzinom	e) Magenschleimhautentzündung
6. Zöliakie	f) Stuhlverstopfung
7. Morbus Crohn	g) Chronische Dickdarmentzündung, fast immer im Rektum beginnend
8. Colitis ulcerosa	h) Chronisch-entzündliche Darmerkrankung, kann im ganzen Gastrointestinaltrakt auftreten, am häufigsten aber im terminalen Ileum und Kolon

Morbus Crohn und Colitis ulcerosa

AUFGABE 5

1. Symptome bei Morbus Crohn	a) Stenosen, Fisteln, Abszesse, Malabsorptionssyndrom, selten Perforation, erhöhtes Kolonkarzinomrisiko
2. Symptome bei Colitis ulcerosa	b) U.a. 3 – 6 Durchfälle pro Tag (selten blutig), Darmkrämpfe, Schleimabgang, schubweiser Verlauf ohne richtige Ausheilung
3. Komplikationen bei Morbus Crohn	c) Ulzerationen mit Blutungen, Abszesse, toxisches Megakolon mit septischem Krankheitsbild, stark erhöhtes Kolonkarzinomrisiko
4. Komplikationen bei Colitis ulcerosa	d) Bis zu 30 blutig-schleimige Durchfälle pro Tag, Darmkrämpfe, Bauchschmerzen, Temperaturerhöhung, meist chronisch-rezidivierender Verlauf

Pflege bei Erkrankungen der Analregion

AUFGABE 6

1. Bei Analabszessen und -fisteln erfolgt nach der chirurgischen Sanierung …	a) eine lokale Applikation von schmerzstillenden und entzündungshemmenden Salben und Zäpfchen. Je nach Stadium Sklerosierung, Gummibandligatur oder operative Therapie. Bei Letzterem Obstipationsprophylaxe, offene Wundbehandlung und nach Anordnung Sitzbäder. Auf anale Nachblutungen achten.
2. Bei Analfissuren (Längsriss der Analschleimhaut) erfolgt je nach Anordnung …	b) eine Schmerzbekämpfung und Entzündungshemmung (z. B. Salben, Zäpfchen). Der Stuhlgang wird weich gehalten.
3. Bei Hämorrhoiden (krampfaderähnliche, knotige Erweiterungen) erfolgt …	c) eine offene Wundbehandlung, flankiert von täglichen Sitzbädern und Duschen nach dem Stuhlgang.

Ileus

AUFGABE 7

1. Passage oder Peristaltik →	a) Dehnung und Schädigung
2. Darminhalt →	b) Schock
3. Darmwand →	c) Rückstau
4. Bakterien →	d) Gestoppt
5. Kreislaufstörungen →	e) Toxinbildung

Erkrankungen des Magen-Darm-Trakts in Bildern

AUFGABE 8

1. Upside-down-Magen	a) 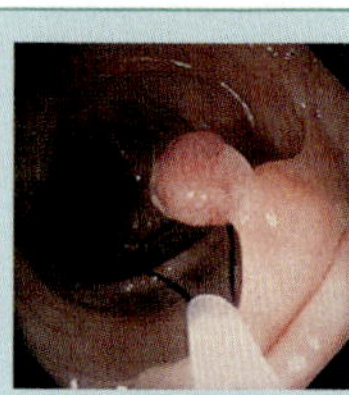
2. Leistenhernie	b) 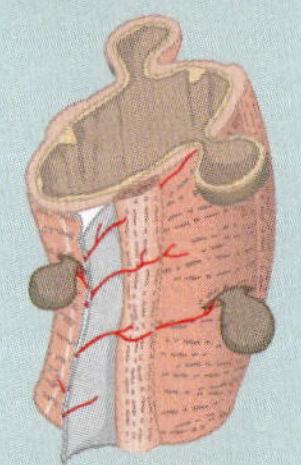
3. Hämorrhoiden	c) 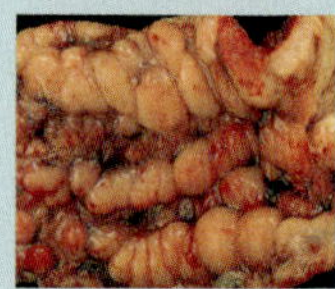
4. Dickdarmpolypen	d) 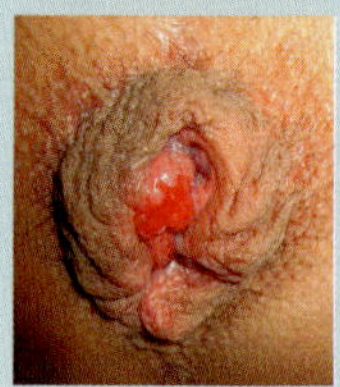
5. Kolondivertikel	e) 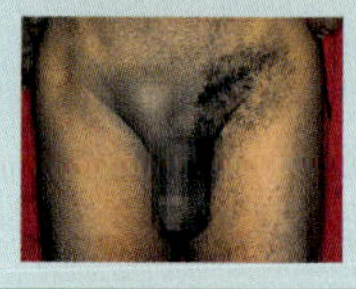
6. Schleimhaut bei Morbus Crohn	f) 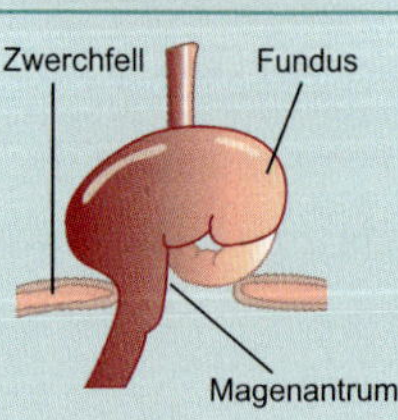

[R229, R285, G054, E430, L138, L143]

18 PFLEGE BEI ERKRANKUNGEN DER LEBER, GALLENWEGE, PANKREAS UND MILZ

Lernsituation

Ebrar und ihre Freundin Frida fangen bald gemeinsam die Ausbildung zur Pflegefachfrau an. Die jungen Frauen sind schon sehr aufgeregt und tauschen sich aus: „Bald geht es los! Bist du auch schon so nervös?“, fragt Frida. Ebrar antwortet: „Ja! Total! Bald steht ja auch schon die Untersuchung beim Betriebsarzt an. Ich habe mal in meinem Impfausweis nachgesehen. Bei mir müssen auf jeden Fall noch die Hepatitis-Impfungen aufgefrischt werden!“ Frida überlegt: „Ach, ja? Da bin ich mir jetzt gar nicht sicher, wie die Lage bei mir ist. Meinst du, dass das so wichtig ist?“ Ebrar sieht ihre Freundin erstaunt an: „Machst du Witze?! Natürlich ist das wichtig! Besonders für uns!“ Dann erklärt sie ihr warum.

Erkrankungen der Leber

AUFGABE 1

1. Häufigste chronische Lebererkrankung. Hauptursachen sind Adipositas, metabolisches Syndrom und Diabetes mellitus Typ 2.	a) Chronische Hepatitis
2. Irreversible Zerstörung des Lebergewebes mit knotig-narbigem Umbau der Leber. Hauptursachen sind chronischer Alkoholabusus und chronische Virushepatitis.	b) Hepatische Enzephalopathie
3. Entzündung der Leber, die länger als 6 Monate besteht.	c) Leberinsuffizienz
4. Akute oder chronische Leberfunktionsstörung, die schlimmstenfalls im Leberversagen oder Leberkoma enden kann.	d) Nichtalkoholische Fettleber
5. Neurologische und psychische Auffälligkeiten bei fortgeschrittenen Lebererkrankungen, die auf die gestörte Entgiftungsfunktion der Leber zurückzuführen sind.	e) Leberzirrhose

Hauptbeschwerden bei Erkrankungen von Leber und Gallenwegen

AUFGABE 2

1. Ikterus	a) Gelbfärbung von Haut und Schleimhäuten durch Anstieg des Bilirubins im Blut und Übertritt in die Gewebe
2. Sklerenikterus	b) Gelbfärbung der Bindehaut durch Bilirubinübertritt
3. Posthepatischer Ikterus	c) Verschlussikterus durch Verlegung der Gallenwege, z. B. durch Gallensteine oder Tumoren
4. Aszites	d) Flüssigkeit in der Bauchhöhle

Hepatitisviren – Übertragungsweg

AUFGABE 3

1. Hepatitis A	a) Fäkal-oral, (halb-)rohes Fleisch
2. Hepatitis B, C, D	b) Fäkal-oral
3. Hepatitis E	c) Parenteral, sexuell, perinatal

Hepatitis – Impfung

AUFGABE 4

1. Hepatitis A, B	a) Passiv und aktiv
2. Hepatitis C	b) Nicht möglich

Pfortaderhochdruck

AUFGABE 5

1. Verminderung der Leberdurchblutung →	a) Leberzellnekrosen, reduzierte Syntheseleistung, reduzierte Entgiftungsfunktion, reduzierte Regenerationskraft der Leber
2. Stauung vorgeschalteter Organe →	b) Ösophagus- und Fundusvarizen; Bauchhaut: Caput medusae; rektale Kollateralen (verschiedene Organe)
3. Bildung von Umgehungskreisläufen →	c) Aszites (Pfortader), Splenomegalie (Milz), Meteorismus/Malabsorption/Eiweißverlust (Darm)

Fortsetzung

Die Zeit vergeht wie im Flug und so haben Ebrar und Frida schon das erste halbe Jahr ihrer Ausbildung hinter sich gebracht. Ebrar hat ihren ersten Einsatz auf der internistischen Station. Es gibt viel zu lernen! Aktuell kümmert sie sich um einen Patienten, der aufgrund einer akuten Pankreatitis auf der Intensivstation behandelt und heute auf Normalstation verlegt wurde. Hier ist nun auch ihr anatomisches Wissen gefragt – Pankreas, wo und was war das nochmal?

Galle und Pankreas

AUFGABE 6

1. Pankreas =	a) Gallenblase
2. Vesica biliaris, Vesica fellea =	b) Bauchspeicheldrüse
3. Bilirubin	c) Zwölffingerdarm
4. Duodenum	d) Gallenfarbstoff
5. Galle	e) Von der Leber produzierte Flüssigkeit

Galle

AUFGABE 7

1. Galle →	a) Wasser, Elektrolyte, Bilirubin, Gallensäure, Cholesterin, Lezithin und weitere auszuscheidende fettlösliche Substanzen
2. Weg der Galle →	b) Große Bedeutung für die Fettverdauung und -resorption
3. Bestandteile der Galle →	c) Liegt an der „Unterseite" der Leber, resorbiert Wasser aus der Galle
4. Gallensäure →	d) Wird kontinuierlich von der Leber gebildet (ca. 0,5 l pro Tag)
5. Hauptgallengang (Ductus choledochus) →	e) Über die Gallenwege in den Zwölffingerdarm
6. Gallenblase →	f) 6–8 cm langer Gang hinter Zwölffingerdarm, durchquert den Kopf der Bauchspeicheldrüse und mündet im Zwölffingerdarm

Der Weg der Galle zum Zwölffingerdarm

AUFGABE 8

1. Erster Gallenweg nach Produktion in der Leber:	a) Ductus hepaticus dexter und sinister (rechter und linker Lebergallengang)
2. Zweiter Gallenweg:	b) Immer größer werdende Gallengänge innerhalb der Leber
3. Dritter Gallenweg:	c) Ductus cysticus (Gallenblasengang)
4. Vierter Gallenweg:	d) Vereinigung an der Leberpforte zum Ductus hepaticus communis (gemeinsamer Lebergallengang)
5. Fünfter Gallenweg:	e) Interlobuläre Gallengänge
6. Sechster Gallenweg:	f) Ductus choledochus (Hauptgallengang)

Fortsetzung

Auch, wenn es nicht gern gesehen wird, guckt Ebrar ab und zu auf ihr Handy. Sie wartet auf eine Nachricht von Frida, die gerade ihren ersten Einsatz auf der Chirurgie absolviert. Frida hat ihr geschrieben: „Es ist total spannend! Gerade haben wir einen Patienten mit Milzruptur bekommen! Wie läuft es bei dir?“ Ebrar lächelt, sie wird später berichten.

Milz

AUFGABE 9

1. Vergrößerte Milz	a) Hypersplenismus
2. Klinisches Bild mit Blutansammlung in der Milzkapsel und Tage bis Wochen später einsetzender akuter Blutung	b) Splenektomie
3. Überaktivität der Milz mit beschleunigtem Blutabbau	c) Zweizeitige Milzruptur
4. Operative Milzentfernung	d) OPSI-Syndrom
5. Komplikation nach Splenektomie	e) Splenomegalie

Pflege im Vergleich

AUFGABE 10

1. Engmaschige Beobachtung auf Zeichen eines akuten Abdomens	a) Pankreatitis
2. Konservative Therapie (v. a. Infusionen, Analgetika, möglichst früher Kosttaufbau)	b) Akute Virushepatitis
3. Patientenbeobachtung und Dokumentation insbesondere im Hinblick auf Allgemeinbefinden, Vitalzeichen, Gewicht, Ausscheidung, Haut und Skleren (Gelbfärbung?)	c) Verdacht auf Pankreasverletzung
4. Schmerzlinderung, Bettruhe, Nahrungskarenz und nachfolgend langsamer Kostaufbau	d) Zustand nach Splenektomie
5. Pneumonie- und Thromboseprophylaxe; Mobilisation nur nach ärztlicher Rücksprache	e) Gallenkolik

19 PFLEGE BEI ERKRANKUNGEN DER NIEREN UND HARNWEGE

Lernsituation

„So, Marie, es ist soweit. Frau Yildrim bekommt einen transurethralen Dauerkatheter. Heute darfst du ihn legen und ich werde nur zur Sicherheit dabeibleiben." Marie Wollinger sieht ihren Praxisanleiter etwas nervös an. Dauerkatheter – wie waren denn jetzt noch die einzelnen Schritte? Die Schülerin möchte auf keinen Fall einen Fehler machen. Sie hat einmal mitbekommen, dass eine zu pflegende Frau eine katheterassoziierte Harnwegsinfektion hatte. Wahrscheinlich sind damals Bakterien während des Einführens in die Blase gelangt. Die arme Patientin hatte furchtbare Schmerzen.

Erkrankungen der Harnblase und der Harnröhre

AUFGABE 1

1. Urothelkarzinom	a) Akute Harnblasenentzündung
2. Akute Zystitis	b) Akute Harnröhrenentzündung
3. HWI	c) Harnblasenkrebs
4. Akute Urethritis	d) Harnwegsinfektion
5. Akute und chronische Pyelonephritis	e) Unwillkürlicher Harnverlust
6. Urolithiasis	f) Rückfluss von Urin aus der Harnblase in den Harnleiter und das Nierenbecken
7. Vesiko-uretero-renaler Reflux	g) Akute und chronische Nierenbeckenentzündung
8. Harninkontinenz	h) Harnsteine

Einteilung der Harnwegsinfektionen

AUFGABE 2

1. Untere Harnwegsinfektion	a) Mit Verengung/ Harnstau
2. Obere Harnwegsinfektion	b) Mit Risikofaktoren für Komplikationen
3. Obstruktive Harnwegsinfektion	c) Von den Nieren absteigend
4. Komplizierte Harnwegsinfektion	d) Ohne klinische Nierenbeteiligung
5. Aszendierende Harnwegsinfektion	e) Von der Blase aufsteigend
6. Deszendierende Harnwegsinfektion	f) Mit klinischer Nierenbeteiligung

Symptome der akuten Harnblasenentzündung

AUFGABE 3

1. Pollakisurie	a) Schmerzen oberhalb des Schambeins (teilweise krampfartig)
2. Dysurie	b) Beschwerden beim Wasserlassen (z. B. Schmerzen, Brennen)
3. Blasentenesmen	c) Häufiger, oft imperativer Harndrang mit jeweils nur geringer Urinmenge

Fortsetzung

Geschafft! Marie hat ihren ersten transurethralen Dauerkatheter erfolgreich gelegt. Nun fragt sie ihren Praxisanleiter: „Warum hat Frau Yildrim eigentlich einen Katheter bekommen?" „Die Nierenfunktion von Frau Yildrim hat sich stark verschlechtert. Unter anderem liegt bei ihr eine Oligurie vor und jetzt geht es darum, schnell die Ursachen zu klären. Für die Pflege heißt das, dass wir eben einen transurethralen Blasenkatheter legen und nun erstmal stündlich die Urinausscheidung messen. Dann wird eine Flüssigkeitsbilanz für 24 Stunden erstellt. Es gibt aber noch mehr für uns zu tun. Hast du vielleicht eine Idee, worauf bei einer Nierenschädigung noch geachtet werden muss? Besonders, wenn eine Oligurie oder eine Anurie vorliegt?" Marie überlegt.

Urinausscheidung (ml/m^2 Körperoberfläche)

AUFGABE 4

1. Anurie	a) Urinausscheidung < 200 ml pro Tag
2. Oligurie	b) Urinausscheidung > 1.500 ml pro Tag
3. Polyurie	c) Urinausscheidung < 100 ml pro Tag/ vollständiges Versiegen der Harnproduktion

Pflege während Oligurie und Anurie

AUFGABE 5

1. Exakte Messung: …	a) Urinausscheidung.
2. Urinbeobachtung: …	b) Vitalzeichen kontrollieren.
3. Engmaschig …	c) Gewicht messen.
4. Auf Ödeme achten und täglich …	d) Aussehen und Dichte.
5. Bei Flüssigkeitsverlust …	e) Ängste, Sorgen, Lebensaktivitäten.
6. Zu pflegende Menschen unterstützen in Bezug auf …	f) Flüssigkeitszufuhr anpassen (in Absprache mit dem Arzt).
7. Bei fortgeschrittener Nierenfunktionsstörung …	g) Ernährungsplan anpassen.

Vitalzeichenkontrolle bei Oligurie und Anurie

AUFGABE 6

1. Blutdruckkontrolle →	a) Lungenödem?
2. Puls →	b) Urämie?
3. Atmung →	c) Herzrhythmusstörungen?
4. Temperatur →	d) Hypertonie?
5. Bewusstsein →	e) Infektion?

Längsschnitt durch die Niere

Bitte ordnen Sie die Ziffern der Zeichnung zu.

AUFGABE 7

1. Nierenmark (Medulla renalis)
2. Nierenkelch (Calix renalis)
3. Oberer Nierenpol
4. Harnleiter
5. Nierenrinde (Cortex renalis)
6. V. cava inferior (untere Hohlvene)
7. Unterer Nierenpol
8. Nierenbecken (Pelvis renalis, Pyelon)
9. M. psosas major (großer Lendenmuskel)
10. Rektum (Mastdarm)
11. Aorta
12. Harnröhre (Urethra)
13. Harnblase (Vesica urinaria)

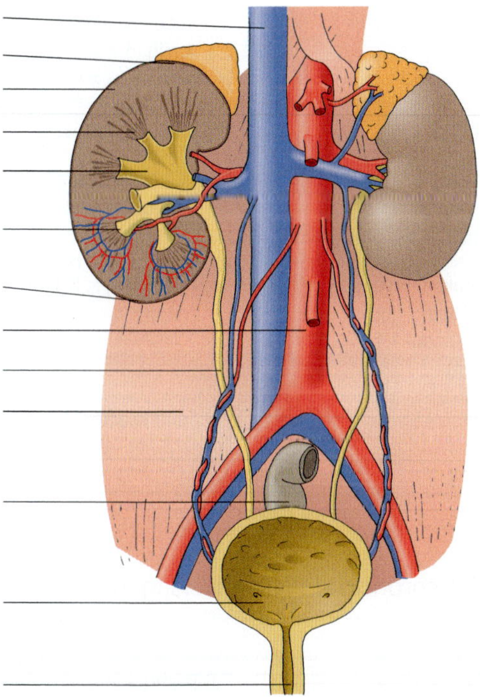

[L190]

Wichtigste Blutwerte bei Verdacht auf Nierenfunktionsstörung

AUFGABE 8

1. Kreatinin	a) Endprodukt des Eiweißstoffwechsels in der Leber; normal < 50 mg/dl
2. Harnstoff	b) Endprodukt des Kreatinstoffwechsels im Muskel; normal Frauen < 0,8 mg/dl, normal Männer < 1,1 mg/dl
3. Cystatin C	c) Bildung in allen Körperzellen, normal < 50 J. < 1 mg/l, > 50 J. < 1,3 mg/l

Diuretikagruppen (Medikamente zur Ausschwemmung von Wasser aus dem Körper über den Urin) und Wirkstoff/Handelsname

AUFGABE 9

1. Thiaziddiuretika	a) In Kombination mit Thiaziddiuretika: Amilorid, z. B. Amilorid comp.-ratiopharm® (u. a.)
2. Schleifendiuretika	b) Hydrochlorothiazid, z. B. Esidrix® (u. a)
3. Kaliumsparende aldosteronunabhängige Diuretika	c) Mannit, Sorbit, z. B. Mannitol-/Sorbitol®-Infusionslösung
4. Mineralokortikoidrezeptor-Antagonisten (Aldosteron-Antagonisten)	d) Furosemid, z. B. Lasix® (u. a.)
5. Osmotische Diuretika	e) Spironolacton, z. B. Aldactone®

Ursachen des chronischen Nierenversagens

AUFGABE 10

1. 40 %	a) Hypertonie
2. 24 %	b) Diabetes mellitus
3. 20 %	c) Zystennieren
4. 10 %	d) andere
5. 6 %	e) Entzündungen (einschl. Glomerulonephritiden)

Ursachen des akuten Nierenversagens

AUFGABE 11

1. Prärenale Ursachen	a) Harnleiterverschluss/-kompression (beidseitig), Prostatavergrößerung, Harnröhrenverengung
2. Renale Ursachen	b) Störung/Unterbrechung der Blutzirkulation (z. B. septischer/hypovolämischer Schock, Nierengefäßverschluss)
3. Postrenale Ursachen	c) Toxisch-allergische Schäden (z. B. Antibiotika, Intoxikationen, Infektionen)

20 PFLEGE BEI ENDOKRINOLOGISCHEN, STOFFWECHSEL- UND ERNÄHRUNGSBEDINGTEN KRANKHEITEN

Lernsituation

Gisela Weber betritt die Hausarztpraxis – wieder einmal. Dass sie selbst die Patientin ist, fühlt sich ungewohnt an. Sonst hat sie immer nur ihren Mann begleitet, der vor einigen Jahren an Diabetes mellitus Typ 2 erkrankt ist und seither mit den Folgeerkrankungen schwer zu kämpfen hat. Doch nun ist sie diejenige, der es nicht gut geht. Die Symptome begannen schleichend: zunehmende Müdigkeit, Leistungsabfall. Ihre Haare wurden struppig, ihre Haut trocken und dazu die Gewichtszunahme, obwohl sie gar keinen Appetit hatte. Nach dem ersten Arztbesuch dauerte es nicht lange, bis bei Frau Weber ein Mangel an Schilddrüsenhormonen festgestellt wurde. Das war zunächst ein Schock für die sonst so gesunde und sportliche Frau. Durch die frühe Krankheitserkennung und eine direkte Behandlung ist ihre Prognose jedoch zum Glück gut.

Schilddrüsenerkrankungen

AUFGABE 1

1. Euthyreote Struma	a) Schilddrüsenunterfunktion
2. Hyperthyreose	b) Chronische, autoimmunbedingte Schilddrüsenentzündung
3. Hypothyreose	c) Schilddrüsenüberfunktion
4. Hashimoto-Thyreoiditis	d) Häufigster bösartiger Tumor des Hormonsystems
5. Schilddrüsenkarzinom	e) Schilddrüsenvergrößerung

Leitsymptome der Hyper- und Hypothyreose

AUFGABE 2

1. Haare bei Hyperthyreose →		a) Kühl, trocken, rau
2. Haare bei Hypothyreose →		b) Bradykardie
3. Allgemeines Befinden bei Hyperthyreose →		c) Struppig, trocken
4. Allgemeines Befinden bei Hypothyreose →		d) Appetitmangel, Obstipation, Gewichtszunahme
5. Hautzustand bei Hyperthyreose →		e) Tachykardie
6. Hautzustand bei Hypothyreose →		f) Dünn, feucht
7. Herzleistung bei Hyperthyreose →		g) Schnelles Frieren
8. Herzleistung bei Hypothyreose →		h) Reichliches Essen, Diarrhö, Gewichtsabnahme
9. Nahrungsaufnahme und Verdauung bei Hyperthyreose →		i) Müdigkeit, Verlangsamung, Desinteresse
10. Nahrungsaufnahme und Verdauung bei Hypothyreose →		j) Schweißneigung
11. Körpertemperatur bei Hyperthyreose →		k) Warm, gerötet
12. Körpertemperatur bei Hypothyreose →		l) Unruhe, Nervosität, Reizbarkeit

Fortsetzung

Die Ärztin beruhigt Frau Weber, ihre Werte sehen schon viel besser aus, als bei der letzten Untersuchung. Die Patientin ist erleichtert: „Das freut mich. Ach ja, was will man machen. Älter werden ist nun einmal nichts für Feiglinge, richtig?“ Die Ärztin lacht und erwidert: „Das mag in manchen Fällen sein, aber ich denke, dass Sie sich jetzt erst einmal entspannen können. Und außerdem ist es nicht immer das Alter, das uns einen Strich durch die Rechnung macht. Eine Schilddrüsenunterfunktion kann auch angeboren sein. Genaugenommen ist es sogar die häufigste angeborene Hormonstörung. Und auch Diabetes mellitus Typ 2, wie bei Ihrem Mann, gehört leider in unserer Gesellschaft längst nicht mehr nur zu den Alterserkrankungen. Die Betroffenen werden immer jünger.“

Angeborene Hypothyreose

AUFGABE 3

1. Die Symptome treten oft erst in der 2. – 4. Lebenswoche auf und äußern sich wie folgt:	a) Hypothyreose-Screening
2. Häufiger als bei gesunden Kindern sind auch zu beobachten:	b) Verlängerter Neugeborenenikterus, Trinkunlust, Muskelschlaffheit, Schläfrigkeit, Obstipation
3. Prognoseentscheidend ist:	c) Nabelhernien
4. Schon eine Therapieverzögerung von wenigen Wochen hat zur Folge:	d) Frühestmöglicher und lebenslanger Ersatz der fehlenden Schilddrüsenhormone
5. Erfolgt in Deutschland bei allen Neugeborenen:	e) Irreversible und deutliche Intelligenzminderung

Diabetische Folgeerkrankungen

AUFGABE 4

1. Typische Schädigung der unteren Extremität	a) Diabetische Neuropathie
2. Sensibilitätsstörungen, Lähmungen, Schmerzen	b) Diabetische Makro- und Mikroangiopathie
3. Erkrankung der Blutgefäße	c) Diabetische Nephropathie
4. Abnehmende Nierenfunktion	d) Diabetisches Fußsyndrom

Unterscheidung Diabetes mellitus Typ 1 und Typ2

AUFGABE 5

1. Manifestationsalter Typ 1 →	a) Verminderte Insulinwirkung an Leber, Muskel- und Fettzellen (Insulinresistenz). Zunächst kompensatorisch erhöhte Insulinproduktion, die sich später erschöpft. Manifestation v. a durch Überernährung und Bewegungsmangel
2. Manifestationsalter Typ 2 →	b) Meist im mittleren bis höheren Lebensalter
3. Ursache und Auslöser Typ 1 →	c) Stärker ausgeprägt
4. Ursache und Auslöser Typ 2 →	d) Rascher Beginn mit starkem Durst, Polyurie, Übelkeit, Schwäche und Gewichtsverlust
5. Erbliche Komponente Typ 1 →	e) Meist vor dem 40. Lebensjahr
6. Erbliche Komponente Typ 2 →	f) Insulin, gesunde Ernährung mit Berechnung der Kohlenhydrate
7. Klinik Typ 1 →	g) Vorhanden, aber eher gering
8. Klinik Typ 2 →	h) Gewichtsreduktion, Bewegung, kalorienreduzierte Ernährung, ggf. orale Antidiabetika, ggf. Insulin
9. Therapie Typ 1 →	i) Absoluter Insulinmangel, meist infolge autoimmunbedingter Zerstörung der B-Zellen des Pankreas
10. Therapie Typ 2 →	j) Langsamer Beginn mit Harnwegsinfekten, Hautjucken, Mykosen, Schwäche. Häufig Bluthochdruck und Übergewicht

Beurteilung des oralen Glukosetoleranztests

AUFGABE 6

1. Nüchternwert normal	a) < 140 mg/dl
2. 2-Std.-Wert normal	b) ≥ 200 mg/dl
3. Nüchternwert Diabetes mellitus	c) < 100 mg/dl
4. 2-Std.-Wert Diabetes mellitus	d) ≥ 126 mg/dl

Insulininjektion mit einem Pen

AUFGABE 7

1. Erster Schritt	a) Verzögerungsinsulin durch Schwenken oder Rollen des Pens vermischen 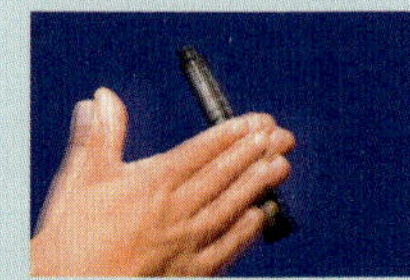
2. Zweiter Schritt	b) Insulin injizieren (hier im 90°-Winkel mit Hautfaltenbildung) 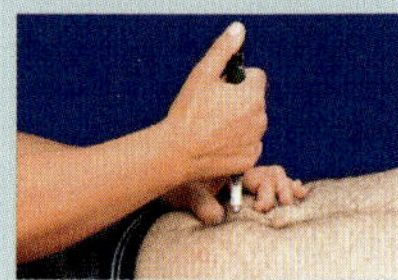
3. Dritter Schritt	c) Funktion des Pens durch Abgabe einer kleinen Insulindosis überprüfen 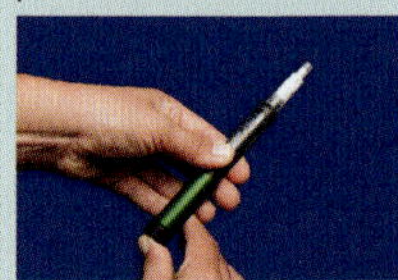
4. Vierter Schritt	d) Neue Pen-Nadel auf den Patronenhalter aufschrauben 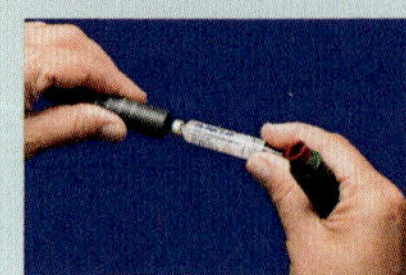
5. Fünfter Schritt	e) Ggf. neue Insulinpatrone einsetzen 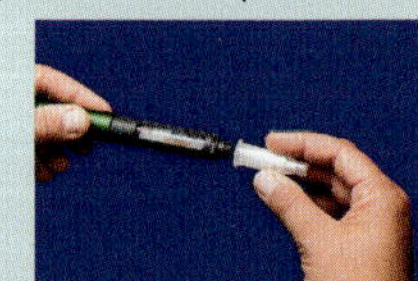
6. Sechster Schritt	f) Gewünschte Insulindosis durch Drehen des Dosierknopfes einstellen 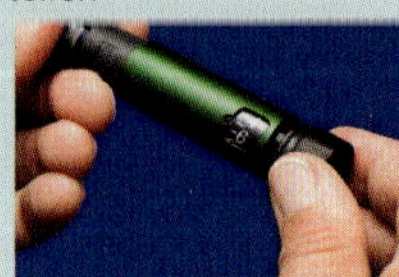

[K115, L143]

Wirkstoffe zur Insulintherapie

AUFGABE 8

1. Kurz wirksame Insulin-Analoga	a) Z.B. Lantus®
2. Normalinsulin	b) Z.B. Protaphane®
3. Verzögerungsinsuline (NPH-Insuline)	c) Z.B. NovoRapid®
4. Lang wirksame Insulin-Analoga	d) Z.B. Actrapid®

Ernährungsbedingte Erkrankungen

AUFGABE 9

1. Übergewicht	a) Zu hohe Vitaminzufuhr
2. Adipositas	b) BMI 25–29,9 kg/m² (Erwachsene)
3. Vitaminmangel-syndrom	c) Hypovitaminose und Avitaminose
4. Hypervitaminose	d) Hauptsächlich Mangel von Eisen, Jod und (hauptsächlich bei Kindern) Fluorid
5. Spurenelemente-mangelsyndrom	e) BMI ≥ 30 kg/m² (Erwachsene)
6. Fettstoffwechsel-störung	f) Hyperlipoproteinanämie

Body-Mass-Index (BMI)

AUFGABE 10

1. BMI < 18,5 kg/m² →	a) Normalgewicht
2. BMI 18,5 – 24,9 kg/m² →	b) Übergewicht
3. BMI 25 – 29,9 kg/m² →	c) Adipositas
4. BMI ≥ 30 kg/m² →	d) Untergewicht

21 PFLEGE BEI ONKOLOGISCHEN ERKRANKUNGEN

Lernsituation

Fahrid Suman hört interessiert zu und sieht sich dabei die Unterlagen an, die gerade an alle Teilnehmerinnen und Teilnehmer ausgeteilt wurden. Fahrid ist seit fünf Jahren examinierter Pflegefachmann und hat sich nun für die zweijährige berufsbegleitende Fachweiterbildung *Pflege in der Onkologie* entschieden. In seiner bisherigen pflegerischen Tätigkeit hatte er es des Öfteren mit Menschen zu tun, die an einer Tumorerkrankung litten. Schnell wurde ihm klar, dass die Pflege hierbei eine spezielle Herausforderung darstellt. Der empathische Umgang sowie das erforderliche Fachwissen haben sein Interesse geweckt. Nun sitzt er im Fortbildungssaal der Klinik-Akademie und ist gespannt, was auf ihn zukommen wird.

Grundlagen der Onkologie

AUFGABE 1

1. Metastasen sind …	a) Prostatakrebs.
2. Frauen erkranken am häufigsten an …	b) bösartige Geschwülste, die durch eine pathologische Zellansammlung entstehen und sich dann irreversible in bösartige Zellen umwandeln (auch bekannt als Krebs).
3. Männer erkranken am häufigsten an …	c) Tochtergeschwülste, die durch Ablösung von Tumorzellen aus dem Primärtumor und deren Einschwemmung über Blut oder Lymphe in andere Organe/Organbezirke entstehen.
4. Benigne Tumoren sind …	d) gutartige Geschwülste, die durch eine pathologische Zellansammlung entstehen.
5. Maligne Tumoren sind …	e) Brustkrebs.

Unterscheidungsmerkmale gutartiger und bösartiger Tumoren

AUFGABE 2

1. Größenzunahme gutartiger Tumoren	a) Meist scharf abgrenzbar („abgekapselt")
2. Größenzunahme bösartiger Tumoren	b) Expansives Wachstum, kein Einbruch in Gefäße
3. Abgrenzung zum Nachbargewebe bei gutartigen Tumoren	c) Wachstum infiltrierend, invasiv, destruierend (Nachbargewebe zerstörend)
4. Abgrenzung zum Nachbargewebe bei bösartigen Tumoren	d) Meist langsam
5. Verschieblichkeit zur Umgebung bei gutartigen Tumoren	e) Oft unverschieblich, mit Nachbargeweben verbacken
6. Verschieblichkeit zur Umgebung bei bösartigen Tumoren	f) Karzinome, Sarkome
7. Histologie bei gutartigen Tumoren	g) Meist rasch
8. Histologie bei bösartigen Tumoren	h) Ja
9. Benennung gutartiger Tumoren (nach Ursprungsgewebe, Bsp.)	i) Unscharf oder nicht abgrenzbar, ohne „Rücksicht" auf Organgrenzen
10. Benennung bösartiger Tumoren (nach Ursprungsgewebe, Bsp.)	j) Oft multimodale Therapie, Prognose nur bei kleinen Tumoren gut, ohne Behandlung fast immer tödlich
11. Metastasierung bei gutartigen Tumoren	k) Gut verschieblich
12. Metastasierung bei bösartigen Tumoren	l) Meist operative Entfernung, sehr gute Prognose, nur selten bedrohlich
13. Behandlung und Prognose gutartiger Tumoren	m) Adenom, Papillom, Fibrom, Lipom, Myom, Chondrom
14. Behandlung und Prognose bösartiger Tumoren	n) Nein

Entwicklung eines malignen Tumors

AUFGABE 3

1. Normales Gewebe	a) 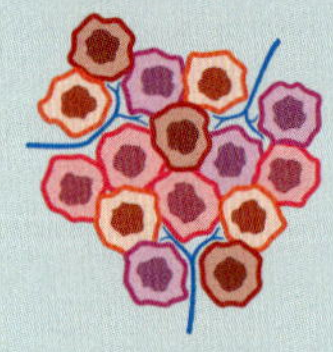
2. Transformation (einzelne Tumorzelle)	b) 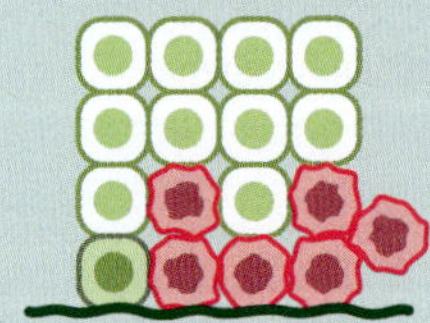
3. Klonales Wachstum	c) 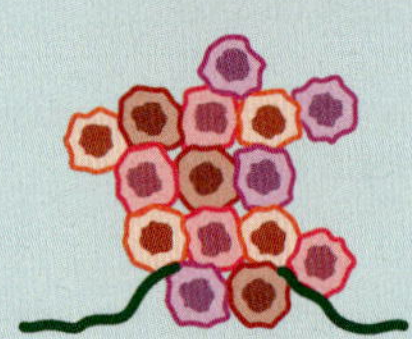
4. Wachstum, Mutationen → Tumorknötchen aus unterschiedlichen Zellen	d) 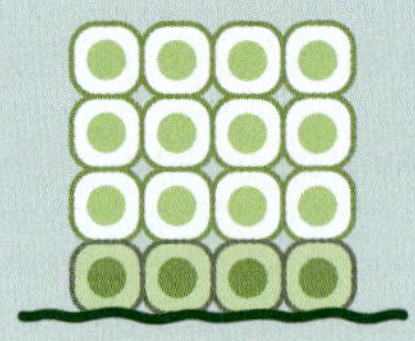
5. Blutgefäß-, Stromabildung → vaskularisierter Tumor	e) 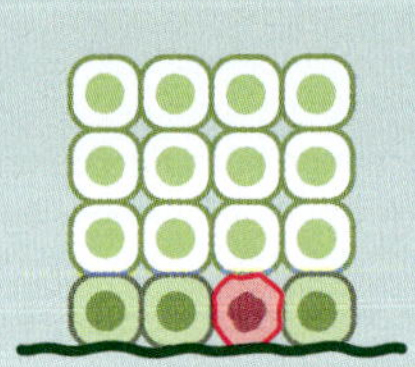

[L264, L143]

Begriffe zur Beschreibung des Therapieerfolgs

AUFGABE 4

1. Remission	a) Objektiv messbare Rückbildung der Tumorherde.
2. Teilremission	b) Anteil der betroffenen Menschen, die nach fünf Jahren noch leben.
3. Vollremission	c) Tumor ist nicht mehr nachweisbar. Allerdings nicht gleichbedeutend mit Heilung, da kleinste, nicht nachweisbare Mikrometastasen verblieben sein können und später unter Umständen wieder zu einem Tumorrezidiv (Wiederauftreten) führen.
4. 5-Jahres-Überlebensrate	d) Langzeitüberleben nach Krebserkrankung.
5. Cancer Survivorship	e) Deutliches Ansprechen eines Tumors auf die Behandlung, weiterhin aber Tumorzeichen vorhanden.

Symptome bei Tumoren – richtig oder falsch?

AUFGABE 5

1. Tumorerkrankungen äußern sich, gerade bei malignen Tumoren, schnell durch sehr auffällige und schmerzassoziierte Symptome.	a) Richtig
2. Tumorerkrankungen äußern sich meist über einen längeren Zeitraum nur durch „diffuse“ Beschwerden.	b) Falsch

Fortsetzung

Heute stehen in der Fortbildung die verschiedenen Therapiemöglichkeiten und die damit verbundene Pflege im Vordergrund. Auch diesbezüglich hat Fahrid schon mehrfach Erfahrungen in der Praxis sammeln dürfen. Dabei sind ihm insbesondere die Nebenwirkungen diverser Therapieformen im Gedächtnis geblieben.

Therapie

AUFGABE 6

1. Zytostatikatherapie	a) Besser bekannt als Strahlentherapie, bei der durch ionisierende Strahlung Tumor, Tumorbett oder Metastasen bestrahlt werden
2. Neoadjuvante Therapie	b) Erfolgt nach der Operation, um ein späteres Rezidiv durch kleinste, diagnostisch nicht erfassbare Metastasen zu vermeiden, z. B. Strahlentherapie
3. Adjuvante Therapie	c) Substanzen, welche die Zellteilung stören, bzw. verhindern. Auch als Chemotherapie bekannt
4. Zielgerichtete Therapie	d) Soll die Bildung oder Wirkung des wachstumsfördernden Hormons unterdrücken
5. Radiotherapie	e) Soll den Tumor präoperativ verkleinern, um bessere Bedingungen für die Operation zu schaffen (Downstaging), z. B. Chemotherapie
6. Hormontherapie	f) Arzneimittel, die das Wachstum von Tumorzellen hemmen sollen
7. Medikamentöse Schmerztherapie	g) Stützt sich vor allem auf die Gabe von Nicht-Opioid-Analgetika und Opioid-Analgetika

Nebenwirkungen der Tumortherapie und pflegerische Maßnahmen

AUFGABE 7

1. Übelkeit und Erbrechen (oft durch Zytostatikatherapie oder Strahlentherapie des Bauchraums)	a) U. a. Infektionsprophylaxe, Schutzisolierung, Patientenedukation für Präventionsmöglichkeiten, häufige Temperaturkontrolle, Körperinspektion auf Entzündungszeichen
2. Infektionen (Risiko besonders hoch unter Zytosttatikatherapie)	b) U. a. keine Nassrasur (Verletzungsgefahr), ggf. Antibiotikagabe nach Arztanordnung, um die Schwere der Hautreaktion abzumildern
3. Hautpflege bei Bestrahlung	c) U. a. Ermutigung zur Bewegung (immer an Krankheitszustand angepasst)
4. Hautpflege bei Chemotherapie und zielgerichteter Therapie	d) U. a. während der Therapie weiche Zahnbürste benutzen (Blutungsgefahr), Candidiasis-Prophylaxe, Basismundspülungen, auf Mundtrockenheit achten und gegensteuern (z. B. zuckerfreie Kaugummis)
5. Mundschleimhautpflege	e) U. a. Ernährungsberatung, Wunschkost ermöglichen, ggf. Trinknahrung, bestmögliche Kontrolle von Symptomen, die die Ernährung beeinflussen (Übelkeit, Erbrechen, Mukositis)
6. Ernährungstherapie (v. a. bei krankheitsbedingter Gewichtsabnahme und Appetitlosigkeit)	f) U. a. Gabe von angeordneter medikamentöser Prophylaxe, Ernährungsberatung, Unterstützung (z. B. beim Erbrechen)
7. Bewegungstherapie	g) U. a. ggf. prophylaktisches Auftragen von Lokaltherapeutika, kurzes Duschen, feuchte Umschläge bei Juckreiz und Rötung, Auflegen dünner Seidentücher auf betroffene Stellen, luftdurchlässige und lockere Kleidung empfehlen, im betroffenen Gebiet keine Einschnürungen, Pflaster oder Injektionen.

AUFGABE 8

1. Orale Mukositis	a) Mundschleimhautentzündung
2. Ösophagitis	b) Herz, Lungen, Nervensystem, Nieren oder Haut
3. Alopezie	c) Speiseröhrenentzündung
4. Substanzspezifische Nebenwirkungen	d) Haarausfall

Schmerztherapie – WHO-Stufenschema

AUFGABE 9

1. Nicht-Opioid-Analgetika (+ ggf. Co-Analgetika)	a) Z. B. Tramadol
2. Schwache Opioide (+ ggf. Nicht-Opioid-Analgetika, + ggf. Co-Analgetika)	b) Z. B. Fentanyl
3. Starke Opioide (+ ggf. Nicht-Opioid-Analgetika, + ggf. Co-Analgetika)	c) Z. B. Ibuprofen

Pflegerische Betreuung

AUFGABE 10

1. Einschätzen (z. B. akut oder chronisch) …	a) der nichtmedikamentösen Maßnahmen
2. Koordinieren …	b) des Schmerzmanagements
3. Beobachten und ggf. intervenieren zur Linderung …	c) des multiprofessionellen Teams
4. Durchführung …	d) der Nebenwirkungen
5. Verlaufskontrolle und Wirkungsüberprüfung …	e) der Schmerzsituation

Fortsetzung

Am nächsten Tag widmet sich der Kurs einem ebenfalls sehr wichtigen Teil der Onkologie: der psychosozialen Begleitung und psychoonkologischen Betreuung der Betroffenen. „Keine leichte Aufgabe", denkt sich Fahrid und erinnert sich in diesem Zusammenhang an eine bekannte Kinderkrankenpflegerin. Sie erzählte ihm seinerzeit von der Arbeit mit an Krebs erkrankten Kindern. Ob er dieser Aufgabe gewachsen wäre, dessen ist sich der Pflegefachmann bis heute nicht sicher. Aber wieder einmal wurde ihm bewusst, wie wichtig und vielseitig sein Beruf ist.

Pflegerische Aspekte der psychosozialen Betreuung

AUFGABE 11

1. Wissen und Akzeptanz in Bezug auf den phasenhaften Umgang mit der Erkrankung →	a) Ressourcen herauskristallisieren und Tätigkeiten erfragen, die die Betroffenen gerne umsetzen möchten
2. Betroffene und Familien unterstützen →	b) U. a. auf Selbsthilfegruppen aufmerksam machen
3. Aktive Haltung der Betroffenen unterstützen →	c) Respekt, Wertschätzung
4. Individuelles Bewältigungshandeln akzeptieren →	d) Z. B. Wut, Verzweiflung, Depression, Nicht-wahrhaben-Wollen, Isolation

Onkologische Erkrankungen im Kindesalter

AUFGABE 12

1. Onkologische Erkrankungen im Kindesalter sind …	a) selten, jedoch die häufigste Todesursache im Kindesalter (jenseits des Neugeborenenalters).
2. Eltern und Kind sind …	b) in einer absoluten Ausnahmesituation und brauchen eine realistische Einschätzung der Krankheitssituation sowie die gemeinsame Formulierung von individuellen Therapiezielen.
3. Die betroffenen Kinder sind …	c) altersgerecht zu behandeln und werden auf Wunsch der Eltern aufgeklärt.

22 PFLEGE BEI ORTHOPÄDISCHEN UND TRAUMATOLOGISCHEN ERKRANKUNGEN

Lernsituation

„So, Janek, heute wird es interessant für dich! Du darfst mit den Chirurginnen und Chirurgen mitgehen. Das heißt, dass du auch mit im OP-Saal dabei sein kannst. Eine super Gelegenheit! Da bekommst du einen Einblick, was hier auf der Chirurgie neben unseren pflegerischen Tätigkeiten passiert und du siehst, was die Aufgaben unserer Kolleginnen und Kollegen im OP sind. Ah, da kommt ja schon unsere leitende Stationsärztin, Frau Dr. Mohammadi." Der Pflegeschüler, Janek Kobusch, sieht seinen Praxisanleiter etwas überrumpelt, aber auch positiv überrascht an. Da wendet sich auch schon die Ärztin an ihn: „Guten Morgen! Du bist Janek, richtig? Ich bin Sara, freut mich! Na, dann, auf geht's! Wir haben viel vor heute. Es warten diverse Traumata, eine Gelenkpunktion, eine Arthroskopie und gerade hat mich die Notfallambulanz angerufen, da wartet ein 10-jähiger Junge mit Humerusfraktur! Du weißt, was das ist?" Der Pflegeschüler überlegt. Das wird mit Sicherheit kein langweiliger Tag!

Fachbegriffe

AUFGABE 1

1. Luxation	a) Trennung des Zusammenhangs eines Knochens
2. Fraktur	b) Verletzung/Wunde durch Gewalteinwirkung
3. Gelenkreposition	c) Einrenkung
4. Trauma	d) Vollständiger Kontaktverlust gelenkbildender Knochenenden
5. Kontraktur	e) Dauerhafte Funktions- oder Bewegungseinschränkung eines Gelenks bis hin zur völligen Versteifung

Anatomie Bewegungsapparat

Bitte ordnen Sie die Ziffern der Zeichnung zu.

AUFGABE 2

1. Os pubis; 2. Fibula; 3. Os ilium; 4. Tibia; 5. Os sacrum; 6. Os ischii; 7. Maxilla; 8. Clavicula; 9. Orbita; 10. Vertebra cervicalis; 11. Scapula; 12. Cranium; 13. Sternum; 14. Mandibula; 15. Radius; 16. Ulna; 17. Humerus; 18. Ossa carpi; 19. Femur; 20. Ossa metatarsalia; 21. Ossa metacarpalia; 22. Ossa tarsi; 23. Ossa digitorum pedis; 24. Patella

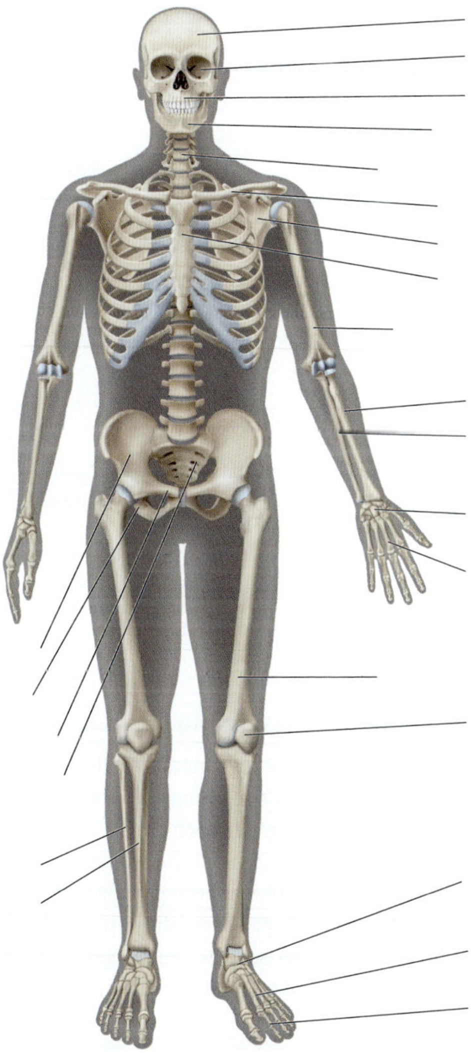

[L275]

Infektionen des Bewegungsapparats

AUFGABE 3

1. Arthritis	a) Gelenkentzündung
2. Ostitis	b) Bakterielle Arthritis mit Eiteransammlung in der Gelenkhöhle
3. Osteomyelitis	c) Knochenmarkentzündung
4. Gelenkempyem	d) Knochenentzündung

Frakturen (Knochenbrüche) (Beispiele)

AUFGABE 4

1. Traumatische Fraktur	a) Fraktur eines vorgeschädigten Knochens (z. B. bei Osteoporose)
2. Ermüdungsfraktur	b) Ohne Verbindung zwischen Fraktur und Außenwelt
3. Pathologische Fraktur	c) Fraktur eines gesunden Knochens infolge starker Gewalt
4. Geschlossene Fraktur	d) An Band- oder Sehnenansätzen durch starken Zug
5. Offene Fraktur	e) Fraktur infolge von Dauerbeanspruchung oder häufiger Mikrotraumen
6. Abrissfraktur	f) Mit Hautverletzung im Bereich der Fraktur

Fortsetzung

Janek Kobusch ist auf dem Heimweg – Feierabend für heute! Das war in der Tat ein sehr spannender Tag für den angehenden Pflegefachmann. Das interessanteste, was er heute miterleben durfte, war eine OP, bei der ein Fixateur externe zur temporären Frakturversorgung am Unterschenkel angebracht wurde. Der Anblick war zwar gewöhnungsbedürftig, dennoch ist der Schüler schon gespannt auf die kommenden Dienste, wo es dann für ihn um die pflegerische Betreuung geht – auch in Bezug auf die anderen zu pflegenden Menschen, die er heute bei der Behandlung begleiten durfte.

Osteosyntheseverfahren (operative Verbindung zweier oder mehrerer Knochenteile)

AUFGABE 5

1. Zugschraube	a) 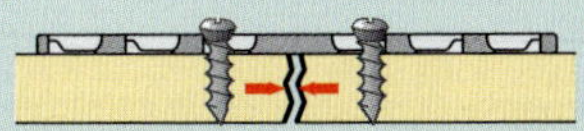
2. Zuggurtung	b) 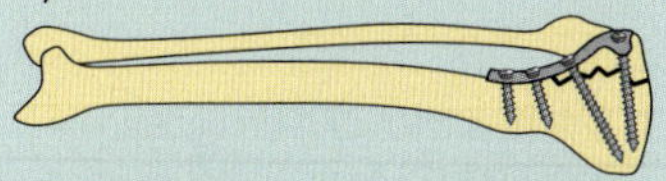
3. DC-Platte	c) 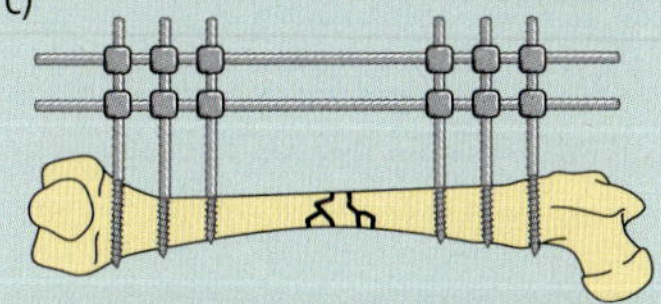
4. Marknagel	d) 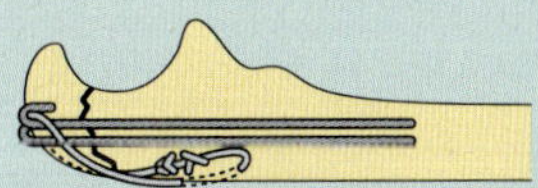
5. Platte	e) 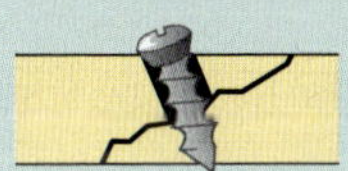
6. Abstützplatte	f) 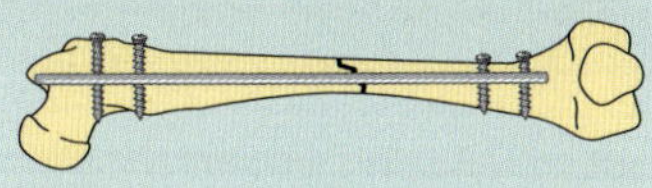
7. Fixateur externe	g) 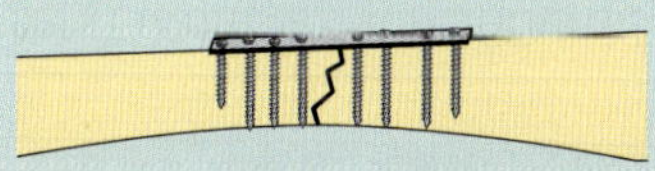

[L141, L143]

Verbandswechsel bei Fixateuranlage

AUFGABE 6

1. Alten Verband aufschneiden und …	a) mit Haut- oder Schleimhautdesinfektionsmittel desinfizieren
2. Eintrittsstellen und Umgebung mit physiologischer Kochsalzlösung und …	b) mit einer elastischen Mullbinde fixieren
3. Eintrittsstellen und Umgebung (je nach Befund auch Weichteilverletzungen) …	c) ggf. antiseptische Salbe auftragen (je nach Arztanordnung)
4. Bei Entzündungszeichen …	d) mit steriler Pinzette und Kugeltupfern oder sterilen Watteträgern reinigen (auch Weichteilverletzungen)
5. Weichteilverletzung …	e) phasengerecht verbinden
6. Um jeden Nagel bzw. Schraube …	f) vorsichtig entfernen
7. Kompressen…	g) eine Schlitz- oder Drain-Kompresse legen

Sprunggelenkfrakturen (Klassifikation nach Weber)

AUFGABE 7

1. Weber A	a) Fraktur oberhalb der Syndesmose, stets mit Syndesmosenverletzung, oft mit Innenknöchelverletzung
2. Weber B	b) Fraktur auf Höhe der Syndesmose
3. Weber C	c) Fraktur unterhalb der Syndesmose

Osteoporose

AUFGABE 8

1. Definition →	a) Multifaktoriell, Östrogenmangel, höheres Lebensalter
2. Ursache/Risikofaktoren →	b) Knochendichtmessung, Röntgen (bei Fraktur)
3. Symptome →	c) Osteoporoseprophylaxe in jungen Jahren, Frakturbehandlung, medikamentöse Behandlung, Bewegungstherapie, Vitamin-D- und Kalziumzufuhr, Sturzprophylaxe
4. Diagnostik	d) Osteoporotische Fraktur (geringes oder gar kein Trauma)
5. Therapie/Pflege	e) Verminderte Knochenmasse und veränderte Mikroarchitektur des Knochens

23 PFLEGE BEI INFEKTIONS-KRANKHEITEN

Lernsituation

„Irgendwie komisch. Noch vor ein paar Jahren gab es den Begriff COVID-19-Pandemie in der Pflegeausbildung noch gar nicht." „Ja, stimmt. Das kann man sich heute gar nicht mehr vorstellen. Besonders in Bezug auf die Infektionslehre. Ich glaube, wir sind dann aber auch mit den viralen Infektionen für heute durch und fangen gleich mit den bakteriellen an. Wenn man nur wüsste, was nächste Woche in der Prüfung abgefragt wird! A propos – gleich ist die Pause vorbei. Ich glaube wir müssen wieder los." Die beiden Pflegeschülerinnen sehen auf die Uhr der Klinikcafeteria. Dann machen sie sich langsam auf den Weg in die Pflegeschule neben dem Klinikum.

Grundbegriffe der Infektionslehre

AUFGABE 1

1. Epidemie	a) Häufung von Erkrankungen mit gleicher Ursache, die sich über einen Kontinent oder die ganze Welt ausbreiten (in der Regel mit schweren Verläufen)
2. Pandemie	b) Zeitlich und örtlich begrenzte Häufung von Erkrankungen mit gleicher Ursache (Erkrankungswelle)
3. Endemie	c) Der Erreger ist in einer bestimmten Region ständig vorhanden (Dauerverseuchung)

AUFGABE 2

1. Haftenbleiben, Eindringen und Entwicklung oder Vermehrung von Mikroorganismen oder Parasiten im menschlichen Körper	a) Infektion
2. Weg der Weitergabe eines Erregers von einem Wirt/Reservoire bis zum neuen Endwirt	b) Der (natürliche) Lebensraum eines Erregers (allgemeine Infektionsquelle)
3. Erregerreservoir	c) Infektionskette
4. Zoonosen	d) „Aggressivität" eines Erregerstamms
5. Virulenz	e) Erkrankungen durch Erreger, die zwischen Tieren und Menschen übertragbar sind

Risikofaktoren nosokomialer (im Krankenhaus erworbener) Infektionen

AUFGABE 3

1. Erregerfaktoren:	a) Invasive Eingriffe (z. B. Katheter), Aufbereitungsmängel bei hygienerelevanten Medizinprodukten (z. B. Endoskope)
2. Patientenfaktoren:	b) Mangelnde Hygienemaßnahmen
3. Personalfaktoren:	c) Hohe Ansteckungsfähigkeit, hohe Widerstandsfähigkeit, Resistenzen gegenüber Desinfektionsmitteln/ Antibiotika
4. Medizinische Faktoren:	d) Hohes Alter, Multimorbidität, Abwehrschwäche

Infektionsprophylaxe

AUFGABE 4

1. Unter einer Expositionsprophylaxe versteht man …	a) die Gabe von Lebend- oder Totimpfstoffen. Durch diese aktive Auseinandersetzung des Körpers mit dem Impfstoff, kommt es später zu einer Immunität gegen den Erreger.
2. Eine Dispositionsprophylaxe ist …	b) die Übertragung von Antikörpern, die von einem anderen Organismus gebildet worden sind. Der Schutz setzt sofort ein, hält aber nur wenige Wochen bis Monate.
3. Die Impfprophylaxe meint …	c) die Vorbeugung von Infektionen durch Verringerung der Empfänglichkeit.
4. Eine passive Immunisierung ist …	d) die künstliche Immunisierung gegen einen Erreger oder eine Erkrankung, ohne dass die Betroffenen die Erkrankung durchmachen müssen.
5. Die aktive Immunisierung beinhaltet …	e) eine Vorbeugung von Infektionen durch Vermeidung des Kontakts zu den Infektionserregern.

Bakterielle und virale Infektionen

AUFGABE 5

1. Viren besitzen keinen eigenen Stoffwechsel; sie vermehren sich …	a) durch Zellteilung.
2. Eine Antibiotikatherapie ist möglich bei …	b) viralen Infektionen.
3. Eine Antibiotikatherapie ist nicht möglich bei …	c) Staphylokokken, Streptokokken, Meningokokken und infektiöse Gastroenteritis.
4. Beispiele für Virusinfektionen sind …	d) bakteriellen Infektionen.
5. Beispiele für bakterielle Infektionen sind …	e) Windpocken, Gürtelrose, Masern, Mumps und Röteln.
6. Bakterien vermehren sich ...	f) ausschließlich innerhalb von Wirtszellen.

COVID-19

AUFGABE 6

1. SARS-CoV-2 ist …	a) Post-COVID-Syndrom.
2. COVID-19 ist …	b) Long-COVID.
3. Bis zu 15 % der Erkrankten haben länger als 4 Wochen Beschwerden, auch bekannt als …	c) die meldepflichtige Allgemeinerkrankung, die durch das Virus entsteht (Corona Virus Disease 2019).
4. Ca. 2,5 % haben länger als 12 Wochen Beschwerden, auch bekannt als …	d) der Erreger von COVID-19, also das sehr ansteckende Coronavirus.

Fortsetzung

Im Unterricht geht es für die Schülerinnen und Schüler weiter mit Infektionskrankheiten. Ein junger Mann berichtet von einer Erfahrung, die er letztens im ambulanten Pflegedienst machte: „Diese ältere Dame hatte Gürtelrose am Kopf. Der Ausschlag verlief mitten durch ihr Gesicht. Die Arme tat mir so leid! Sie hatte starke Schmerzen. Ich glaube, auch wenn es viele interessante Aspekte mit sich bringt, dass Altenpflege nichts für mich ist. Diese ganzen Krankheiten, die man im Alter bekommen kann – furchtbar!“ Die lehrende Pflegepädagogin korrigiert ihren Schüler: „Gürtelrose, oder auch Herpes zoster, tritt nicht nur bei älteren Menschen auf.“ „Das stimmt!“, unterbricht sie eine weitere Schülerin. „Letztens hat mir eine Pflegefachfrau von der Kinderstation von einem Kleinkind mit Windpocken erzählt. Es war noch zu jung zum Impfen und hat sich über seine Mutter angesteckt. Die hatte nämlich Herpes zoster.“

Varizella-Zoster-Virus-Infektionen

AUFGABE 7

1. Erstinfektion bei Varizella-Zoster-Virus (VZV)	a) Windpocken
2. Reaktivierung bei Varizella-Zoster-Virus (VZV)	b) Varizellen, Wasserpocken
3. Weiterer Begriff für Windpocken	c) Herpes zoster (Gürtelrose)

Masern, Mumps und Röteln

AUFGABE 8

1. Unter Masern versteht man …	a) eine Viruserkrankung mit kennzeichnender Schwellung der Ohrspeicheldrüse.
2. Mumps ist …	b) eine akute Virusinfektion, die durch Tröpfchen, Aerosole und Kontakt übertragen wird. Typisch ist das Exanthem mit kleinen roten Papeln, die dann zu flächigen Rötungen zusammenfließen.
3. Unter Röteln versteht man …	c) eine virale Infektion, die für die Erkrankten in der Regel harmlos ist, jedoch bei Schwangeren schwere Schädigungen des Ungeborenen hervorrufen können.

HIV-Infektion und AIDS

AUFGABE 9

1. AIDS =	a) 38 Millionen Menschen
2. HIV =	b) ausgeschlossen durch alltägliche Sozialkontakte (z. B. Händeschütteln oder gemeinsame Geschirrbenutzung)
3. Weltweite Anzahl der Infizierten =	c) erworbenes Immundefektsyndrom als Folge einer Infektion mit dem Humanen Immundefizienz-Virus
4. Deutschlandweit diagnostiziert Infizierte =	d) 82.000 Menschen
5. Ansteckungsrisiko =	e) Virus mit zwei verschieden Typen und jeweils mehreren Subtypen

Arzneimittel

AUFGABE 10

1. Anthelminthika ...	a) hemmen die Virusvermehrung und -freisetzung.
2. Antimykotika ...	b) sind Virostatika gegen HIV.
3. Virostatika ...	c) hemmen das Wachstum von Bakterien, bzw. töten sie ab.
4. Antibiotika ...	d) sind Wurmmittel.
5. Antiretrovirale Substanzen ...	e) sind Arzneimittel gegen Pilzinfektionen.

24 PFLEGE BEI HAUTKRANKHEITEN

Lernsituation

Timo hält sich wacker! Der 4-jährige Junge ist mit seinem Vater bei der Kinderärztin. Gerade hat der kleine Junge einen akuten Schub – er leidet seit einem Jahr nun schon an Neurodermitis. Die Ärztin, Dr. Gabriele Birnenbaum und die Kinderkrankenpflegerin, Marianne Schmitz, befinden sich mit dem jungen Patienten und seinem Vater im Untersuchungszimmer. Der Vater berichtet: „Gestern Abend war es so schlimm, dass wir sogar seinen Neurodermitis-Overall anziehen mussten. Er hätte sich sonst am ganzen Körper blutig gekratzt. Es war furchtbar, ich hatte das Gefühl, machtlos zu sein, und konnte ihm einfach nicht helfen." Die Ärztin und die Pflegerin wissen um die Not, welche durch diese Hauterkrankung gerade bei Kleinkindern entstehen kann. Gemeinsam besprechen sie weitere Maßnahmen.

Anatomie Haut

AUFGABE 1 Bitte ordnen Sie die Ziffern der Zeichnung zu.

1. Subkutis; 2. Muskulatur; 3. Epidermis; 4. Dermis

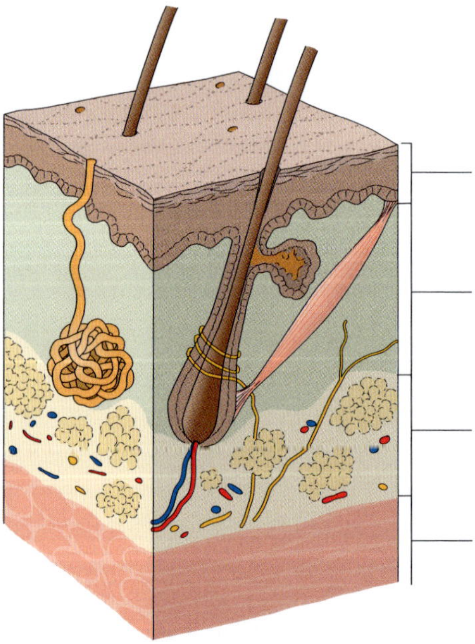

[L190]

Aufbau der Haut

AUFGABE 2

1. Oberhaut	a) Handinnenflächen und Fußsohlen
2. Lederhaut	b) Dermis
3. Leistenhaut	c) Alle übrigen Körperregionen, bei denen die Hautoberfläche in Felder aufgeteilt erscheint
4. Felderhaut	d) Epidermis

Neurodermitis

AUFGABE 3

1. Häufige Hauterkrankung mit besonders starker Ausprägung bei …	a) Wangen, Stirn, behaartem Kopf sowie später Rumpf und Streckseiten der Extremitäten.
2. Eher selten anzutreffen bei …	b) wiederkehrende, symmetrische Ekzeme, starker Juckreiz, trockene Haut.
3. Leitsymptome sind …	c) Erwachsenen.
4. Klassische Beugenekzeme bei Neurodermitis im Kindesalter befinden sich an …	d) Waschmittel, Kleidermaterialien, Allergene, klimatische Faktoren, Infektionen, psychische Belastungen.
5. Neurodermitis im Säuglingsalter zeigt sich oft an …	e) Ellenbeugen, Handgelenken, Kniegelenken, Nacken, seitliches Gesicht, Lidern, Fußrücken, Händen.
6. Provokationsfaktoren sind …	f) Kindern.

Dermatologische Behandlungsstrategien

AUFGABE 4

1. Die drei Grundstoffe dermatologischer Lokaltherapeutika sind …	a) Tabletten.
2. Die Behandlung mit Lokaltherapeutika beinhaltet z. B. …	b) Lichttherapie zum Einsatz kommen.
3. Eine systemische Therapie wird unter anderem bei Psoriasis angewendet und beinhaltet u. a. …	c) Fette und Öle, pulverisierte Festsubstanzen und hydrophile Flüssigkeiten.
4. Bei bösartigen Hauttumoren kann eine …	d) operative Therapie zum Einsatz kommen.
5. Z. B. bei Psoriasis kann eine …	e) eine Salbe oder Tinktur.

Antibiotikatherapie – richtig oder falsch?

AUFGABE 5

1. Einige dermatologische Erkrankungen werden mit einer Antibiotikatherapie behandelt.	a) Richtig
2. Antibiotikabehandlungen werden bei dermatologischen Erkrankungen nicht angewendet.	b) Falsch

Fortsetzung

Die Kinderkrankenpflegerin Anja Schmitz erlebt in letzter Zeit viele Hauterkrankungen bei ihren jungen Patientinnen und Patienten in der Kinderarztpraxis. Manche ähneln dem Krankheitsbild der erwachsenen zu pflegenden Menschen und andere unterscheiden sich wieder sehr stark. In ihrer Ausbildungszeit durfte sie auch zahlreiche Erfahrungen mit älteren zu pflegenden Menschen sammeln. Sie erinnert sich an diverse Hauterkrankungen, die es zu diagnostizieren und zu behandeln galt.

Häufige Hauterkrankungen

AUFGABE 6

1. Hautpilzerkrankung (Dermatomykose)
2. Erysipel
3. Neurodermitis
4. Psoriasis (Schuppenflechte)
5. Bösartiger Hauttumor
6. Kontaktekzem

a)

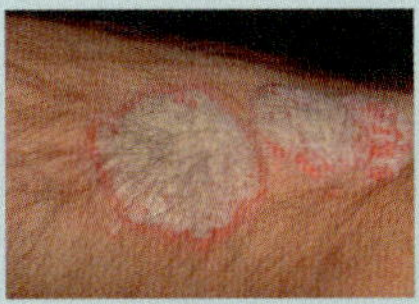

b)

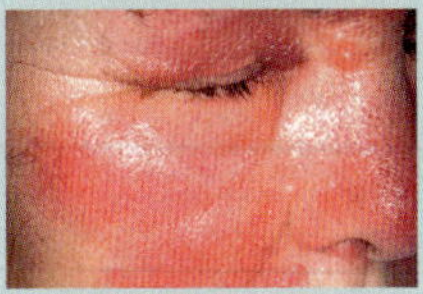

c)

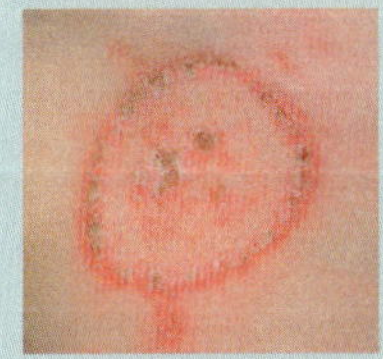

d)

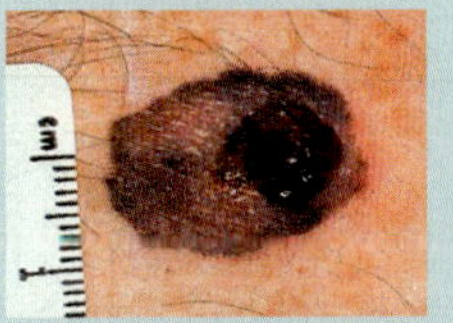

e)

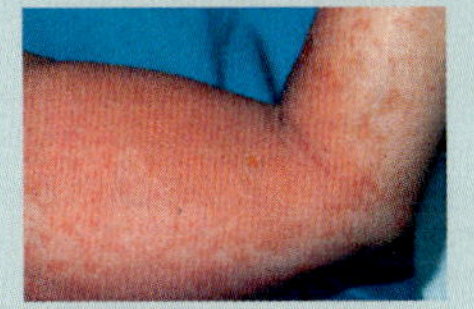

f)

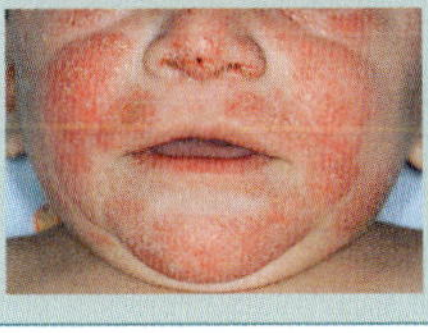

[R285, M123, M591, J794-002, T427, T409, L143]

Definitionen

AUFGABE 7

1. Ekzem	a) Hautkrankheit
2. Effloreszenz	b) Sammelbegriff für verschiedene entzündliche, in der Regel juckende Hauterkrankungen (Juckflechte)
3. Dermatose	c) Jucken, Juckempfindung
4. Pruritus	d) Hautblüte, Grundelement einer krankhaften Hautveränderung

Wichtigste Effloreszenzen

AUFGABE 8

1. Fleck (Macula)	a) Akutes Ödem in der Lederhaut
2. Papel (Papula)	b) Mit Eiter gefüllter Hohlraum in oder unter der Epidermis
3. Quaddel (Urtica)	c) Erhabene Hohlräume mit seröser oder blutiger Flüssigkeit gefüllt
4. Bläschen (Vesicula), Blase (Bulla)	d) Pathologische oder vermehrte Verhornung, locker oder fest anliegendes Hornzellenmaterial
5. Pustel (Pustula)	e) Epithelumkleideter Hohlraum mit dünn- oder dick flüssigem Inhalt
6. Zyste (Cystis)	f) Farbänderung im Hautniveau
7. Schuppe (Squama)	g) Oberflächlicher Substanzdefekt der Epidermis
8. Erosion	h) Über dem Hautniveau liegende, tastbare Gewebsverdickung

25 PFLEGE BEI GYNÄKOLOGISCHEN ERKRANKUNGEN UND WOCHENBETT

Lernsituation

Die Pflegefachfrau Alina Farith bereitet die Materialen vor und erklärt dabei der Patientin, Frau Eileen Stern, ihre Vorgehensweise: „So, Frau Stern. Ich würde dann jetzt, wie angekündigt, mit der Genitalspülung beginnen. Ist Ihnen das recht?“ Frau Stern guckt die Pflegerin etwas skeptisch an. Die junge Frau hat gestern ein gesundes Baby zur Welt gebracht, ihr erstes Kind. Allerdings ist es unter der Geburt zu einem Dammriss gekommen. Heute ist sie noch etwas traumatisiert von den enorm starken Schmerzen, die nach der Geburt noch hinzukamen. Damit hatte sie nicht gerechnet. Der erste Toilettengang gab ihr dann den Rest. „Ich muss Ihnen ganz ehrlich sagen, dass ich gerade panische Angst vor weiteren Schmerzen habe. Ich kann einfach nicht mehr. Meine Brüste schmerzen, irgendwie klappt das nicht so richtig mit dem Anlegen. Und dann dieses furchtbare Brennen da unten. Ich bin so fertig. Ich will keine Schmerzen mehr!“ Frau Stern kann sich nicht länger zusammenreißen. Die Tränen laufen ihr über die Wangen. Alina Farith hat großes Verständnis für die Situation der jungen Mutter. Die Pflegefachfrau arbeitet schon einige Jahre auf dieser Geburtenstation und sammelte schon zuvor viele Erfahrung auf dem Gebiet der Gynäkologie in einem anderen Klinikum. Vorsichtig und mit Erlaubnis nimmt sie Frau Stern in den Arm und spendet ihr etwas Trost. Alina weiß, auch aus eigener Erfahrung, dass Geburten nicht nur mit Glückstränen verbunden sein können. Mit viel Empathie kann sie die Patientin beruhigen. Dann führen sie gemeinsam, Schritt für Schritt, die Genitalspülung durch. Die Pflege hat Frau Stern sehr gutgetan. Langsam schöpft sie wieder neuen Mut.

Gynäkologische Begriffe

AUFGABE 1

1. Eierstock	a) Dysmenorrhö
2. Gebärmutter	b) Ovar
3. Wechseljahre	c) Klimakterium
4. Gebärmutterhals	d) Zervix
5. Starke Schmerzen im Unterleib kurz vor und während der Menstruation	e) Uterus

Genitalspülung im Bett

AUFGABE 2

1. Erste Schritte	a) Hände desinfizieren und neue Einmalhandschuhe anlegen.
2. Zweite Schritte	b) Steckbecken unterschieben, Patientin helfen in Oberkörperhochlagerung zu kommen, Patientin Beine anwinkeln und spreizen lassen. Temperaturkontrolle der Spülflüssigkeit durchführen, indem ein wenig aus dem Gefäß über die Oberschenkelinnenseite gegeben wird. Wenn Temperatur für Patientin in Ordnung ist, fortfahren.
3. Dritte Schritte	c) Einmalhandschuhe anlegen, Einmalunterlage unter dem Gesäß platzieren, (Einmal-) Slip/Vorlage entfernen und zusammen mit den Einmalhandschuhen im Abwurf entsorgen.
4. Vierte Schritte	d) Steckbecken aus dem Bett entfernen. Mit Einmalhandtüchern oder Handtuch vorsichtig abtupfen. Dabei zuerst Region um den Scheideneingang abtrocknen, dann Vulva und dann erst Damm und Anus. Einmalunterlage entfernen und ggf. Patientin beim Ankleiden helfen.
5. Fünfte Schritte	e) Spülflüssigkeit über Oberschenkel und Damm fließen lassen, Schamlippen spreizen und wieder spülen. Ggf. Blut und Sekret noch zusätzlich mit Einmalwaschlappen entfernen.

Gynäkologische Erkrankungen

AUFGABE 3

1. Mammakarzinom	a) Entzündung der Vagina
2. Endometriose	b) Gebärmuttersenkung
3. Kolpitis	c) Gebärmutterschleimhautähnliche Zellen außerhalb der Gebärmutterhöhle
4. Descensus uteri	d) Gebärmutterhalskrebs
5. Zervixkarzinom	e) Brustkrebs

Diagnostische Verfahren

AUFGABE 4

1. Mammasonografie	a) Spezielle Nativröntgenaufnahme der weiblichen Brust
2. Mammografie	b) Beckenspiegelung
3. Pelviskopie	c) Abstrichentnahme aus der Zervix und von der Portiooberfläche mit Untersuchung der Zellen auf Veränderungen.
4. Zytologischer Abstrich	d) Ultraschalluntersuchung der weiblichen Brust

Fortsetzung

Alina Farith ist froh, dass sie die junge Mutter etwas beruhigen konnte. Aber viel Zeit blieb ihr leider nicht dafür, denn heute ist jede Menge los auf der Station. In den letzten zwei Tagen kamen ungewöhnlich viele Kinder zur Welt. Die Pflegefachpersonen haben alle Hände voll zu tun, den Wöchnerinnen gerecht zu werden. Vor allem, da es auch im Wochenbett schnell zu Erkrankungen kommen kann.

Wochenbettpflege

AUFGABE 5

1. Überwachung der regelmäßigen … (sehr wichtig für die Uterusrückbildung).	a) Frühmobilisation
2. Achten auf regelmäßige … (kommt meist am 2. oder 3. Wochenbettag in Gang).	b) Hormonabfall
3. Die Pflegenden unterstützen die …, welche bei einer physiologischen Geburt bereits nach 2–4 Stunden erfolgen kann.	c) Stuhlausscheidung
4. Pflegende bieten eine psychische Begleitung bei Bedarf, da nach einer Geburt viele Faktoren zusammenkommen, die einen *Baby Blues* hervorrufen können. Insbesondere trägt auch der … hierzu bei.	d) Blasenentleerung

Komplikationen im Wochenbett – Definitionen

AUFGABE 6

1. Die Mastitis puerperalis (Mastitis) ist …	a) eine verzögerte Uterusrückbildung im Wochenbett.
2. Subinvolutio uteri ist …	b) auch bekannt als Kindbettfieber und ist durch bakterielle Infektionen der Geburtswunde bedingt.
3. Ein Lochialstau ist …	c) eine Brustdrüsenentzündung im Wochenbett, ausgelöst durch Bakterien. Die Brustdrüsenentzündung ist neben dem Milchstau die häufigste Komplikation im Wochenbett.
4. Endometritis ist …	d) der Zustand, bei dem der Wochenfluss in der Uterushöhle verbleibt und nicht abfließen kann.
5. Myometritis ist …	e) eine Ausbreitung der Erreger von der Gebärmutter in die Blutbahn. Vorsicht, lebensgefährliche Komplikation!
6. Das Puerperalfieber ist …	f) eine Entzündung der Uterusmuskulatur.
7. Eine Puerperalsepsis ist …	g) eine Entzündung der Uterusschleimhaut.

Fortsetzung

Alina Farith und ihre Kolleginnen kommen im Stationszimmer zusammen. Es ist Zeit für die Übergabe. Heute war viel los und es gibt entsprechend viel zu berichten. Langweilig wird es in ihrem Fachgebiet jedenfalls nie, denkt sich Alina. Letzte Woche musste sie aufgrund ihrer Erfahrungen auf der gynäkologischen Station gegenüber einspringen und hatte viel mit der prä- und postoperativen pflegerischen Betreuung der Patientinnen zu tun. Mal sehen, was nächste Woche auf sie wartet.

Postoperative pflegerische Maßnahmen bei Operationen am inneren Genitale

AUFGABE 7

1. Achten auf Spontan-	a) pflege
2. Ggf. Katheter-	b) blutungen
3. Ggf. Blasen-	c) urin
4. Achten auf Nach-	d) mobilisation
5. Ggf. Wund-	e) training
6. Durchführen/Helfen bei Genital-	f) aufbau
7. Helfen bei Sofort- oder Früh-	g) beobachtung
8. Ggf. Kost-	h) hygiene

Risikofaktoren des Mammakarzinoms

AUFGABE 8

1. Genmutationen, vor allem von …	a) Übergewicht
2. Frühe Menarche (erste Regelblutung) und späte …	b) Hormonersatz-therapie
3. Bestimmte Vorerkrankungen wie …	c) Stillen
4. Starkes …	d) BRCA 1 und BRCA 2
5. Keine …	e) Tabak und Alkohol
6. Kein oder nur kurzes …	f) Menopause
7. Nach den Wechseljahren längere …	g) Krebserkrankungen des Uterus, der Ovarien oder des Darms
8. Konsum von…	h) Schwangerschaft

Besondere Situation der Patientinnen

AUFGABE 9

1. Noch immer wird von der Gesellschaft Frau-Sein gleichgesetzt mit …	a) Scham und Unsicherheit.
2. Gynäkologische Erkrankung sind sehr sensibel zu behandeln, denn sie betreffen den …	b) Einfühlungsvermögen und ein hohes Maß an Sensibilität und Taktgefühl. Die Wahrung der Intimsphäre der Patientinnen hat ebenfalls hohe Priorität.
3. Das Erleben von Untersuchungen und Eingriffen ist häufig geprägt von …	c) traumatische Erfahrung, besonders bei nach außen sichtbaren Veränderungen wie, wie dem Verlust der Brust.
4. Ein gynäkologischer Eingriff ist für die Patientin unter Umständen eine sehr …	d) Intimbereich der Frau.
5. Voraussetzungen für eine gute Beziehung zwischen Patientinnen und Pflegefachpersonen sowie eine erfolgreiche Therapie sind …	e) Intaktheit der weiblichen Organe.

26 PFLEGE BEI NEUROLOGISCHEN ERKRANKUNGEN

Lernsituation

Moritz Ropperts hat Frühdienst. Der Pflegefachmann befindet sich im Patientenzimmer von Herrn Akin Uygur. Gerade unterstütze er den 67-jährigen Mann bei der Körperpflege im Bett. Nun geht es ans Anziehen. Herr Uygur ist Schlaganfallpatient und erlitt eine schwere rechtsseitige Hemiparese. Leider ist er aktuell noch nicht in der Lage, stabil zu sitzen. Daher wird zunächst das Oberteil in Seitenlage angezogen. Mit Hilfe des Pflegefachmanns zieht der ältere Herr sein Unterhemd über den Kopf. Moritz Ropperts steht dabei hinter ihm. Es sind zwar kleine Schritte, aber Herr Uygur freut sich, dass er selbst auf diese Art und Weise mit der gesunden Hand einen Teil des Ankleidens übernehmen kann. Moritz bemerkt dieses positive Empfinden und freut sich mit seinem Patienten.

Betroffene nach einem Schlaganfall bei der Körperpflege/beim An- und Auskleiden unterstützen

AUFGABE 1

1. Beim Ausziehen …	a) mit dem weniger betroffen Arm beginnen.
2. Beim Anziehen …	b) mit dem mehr betroffenen Arm beginnen.
3. Unterstützung bei der Pflege in Seitenlage ist u. a. geeignet für …	c) Betroffene mit stabilen Rumpfverhältnissen.
4. Unterstützung bei der Körperpflege im Sitzen ist u. a. geeignet für …	d) das mehr betroffene Bein über das weniger betroffene Bein schlagen lassen. Dabei helfen, dass das Bein nicht abrutscht, und zu pflegenden Menschen das Hosenbein bis zum Knie selbst anziehen lassen.
5. Beim Aus- und Anziehen einer Hose …	e) Betroffene, deren Körperwahrnehmung gestört ist.

Pflege nach dem Bobath-Konzept

AUFGABE 2

1. Das Bobath-Konzept basiert u. a. auf der lebenslangen Fähigkeit es Gehirns, …	a) Funktionen des Gehirns wieder neu zu erlernen.
2. Das Konzept unterstützt z. B. Schlaganfallpatientinnen und -patienten dabei, verlorene …	b) alle Betroffenen mit Hirnschädigung und/oder Bewegungseinschränkungen zu aktivieren.
3. Das Bobath-Konzept zählt zu der therapeutisch-aktivierenden Pflege, deren Ziel es ist, …	c) physiologische Bewegungsabläufe durchzuführen, sodass ungenutzte Synapsen aktiviert werden.
4. Pflegefachpersonen animieren regelmäßig und mit vielen Wiederholungen dazu, …	d) die Selbstständigkeit der betroffenen Menschen zu fördern.
5. Das Bobath-Konzept wurde entwickelt, um nicht nur Schlaganfallpatientinnen und -patienten, sondern …	e) Neues zu lernen.

Erstmaßnahmen bei Verdacht auf Schlaganfall (Apoplex)

AUFGABE 3

1. Kontrolle →	a) Venöser Zugang
2. Alarmieren →	b) Vitalzeichen (Monitoring)
3. Legen (lassen) →	c) Infusion (z. B. Ringer-Lösung)
4. Anhängen →	d) Akutdiagnostik (u. a Notfall-Labor)
5. Organisieren →	e) Arzt

Schlaganfallscreening ohne technische Hilfsmittel: FAST-Test

AUFGABE 4

1. Face →	a) Sofort Rettungsdienst benachrichtigen (auch, wenn nur eine Auffälligkeit vorliegt)!
2. Arm →	b) Einfachen Satz nachsprechen lassen
3. Speech →	c) Auffordern, beide Arme (Handflächen nach oben) nach vorne zu strecken
4. Time →	d) Betroffenen bitten zu lächeln

Fortsetzung

Moritz Ropperts ist im Patientenzimmer von Herrn Uygur mit seiner Arbeit fertig. Er verlässt den Raum und geht ein Stück den Stationsflur Richtung Stationszimmer entlang. Da hört er hinter sich eine Stimme: „Ich geh dann mal! Ich geh zur Arbeit! Bis später! Tschüß! Hab euch lieb!" Der Pfleger weiß sofort, was los ist. Er kennt die liebenswerte Person, der diese Stimme gehört, mittlerweile sehr gut: Christiane Möller ist eine 76-jährige Dame, die schon vor einigen Jahren an Alzheimer-Demenz erkrankte. Dass sie die Station verlassen will, um „zur Arbeit" zu gehen, kommt öfter vor. Alle Pflegefachpersonen wissen darum und gehen vorbildlich mit der Patientinnensituation um, indem sie Frau Möller nicht eines Besseren belehren wollen, sondern sie vorsichtig dahin bringen, bei ihnen zu bleiben. Wenn Zeit ist, darf sie z. B. mit ins Stationszimmer, um dort „mitzuarbeiten". Das macht ihr jedes Mal viel Spaß und dann möchte sie nach kurzer Zeit auch meist wieder auf ihr Zimmer.

Demenz

AUFGABE 5

1. Leichte Demenz:	a) Störungen des Kurzzeit- und Langzeitgedächtnisses, zunehmende Orientierungsstörung bzgl. Ort, Zeit und Person, Verlust von Alltagskompetenzen (u. a.)
2. Mittelschwere Demenz:	b) Störung des Kurzzeitgedächtnisses, abnehmende Lernfähigkeit, leichte Wortfindungsstörungen (u. a.)
3. Schwere Demenz:	c) Keine verbale Kommunikation mehr möglich, fortschreitender Verlust motorischer Fähigkeiten, Pflegebedürftigkeit (u. a.)

Pflege und Betreuung bei Demenzerkrankten

AUFGABE 6

1. Personenzentrierung →	a) Was kompensieren die Betroffenen mit ihren Verhaltensweisen?
2. Verstehenshypothese →	b) Die Welt aus Sicht der Betroffenen betrachten.

AUFGABE 7 Fehler bei der Kommunikation mit Demenzkranken

1. Emotionen	a) abmahnen (tadeln)
2. Verhalten	b) auf die Probe stellen
3. Mit Fragen	c) herunterspielen
4. Aussagen	d) korrigieren

Orientierung unterstützen bei Demenz

AUFGABE 8

1. Orientierung im sozialen Gefüge:	a) Für überschaubare und gleichbleibende Patientenumgebung sorgen
2. Räumliche Orientierung:	b) Nicht mehrere Tätigkeiten auf einmal ausführen
3. Orientierung im aktuellen Geschehen:	c) An- und Zugehörige in Pflege einbeziehen

Neurologische Erkrankungen – Definitionen

AUFGABE 9

1. Symptomkomplex aus Brady-/Akinese, Rigor, Ruhetremor	a) Parkinson-Syndrom
2. Organisch bedingter Verlust zuvor vorhandener geistiger Fähigkeiten.	b) Multiple Sklerose
3. Infektion des zentrealen Nervensystems mit überwiegendem Befall des Gehirns	c) Enzephalitis (Gehirnentzündung)
4. Meldepflichtige Viruserkrankung durch Zeckenübertragung	d) Demenz
5. Chronisch-entzündliche Erkrankung des zentralen Nervensystems mit herdförmiger Zerstörung der Markscheiden	e) FSME (Frühsommer-Meningoenzephalitis)

Pupillenreflexe

AUFGABE 10

1. Physiologischer Pupillenreflex ohne Lichtreiz
2. Physiologischer Pupillenreflex mit direkter Belichtung
3. Pathologischer Pupillenreflex mit direkter Beleuchtung
4. Pathologischer Pupillenreflex ohne Lichtreiz

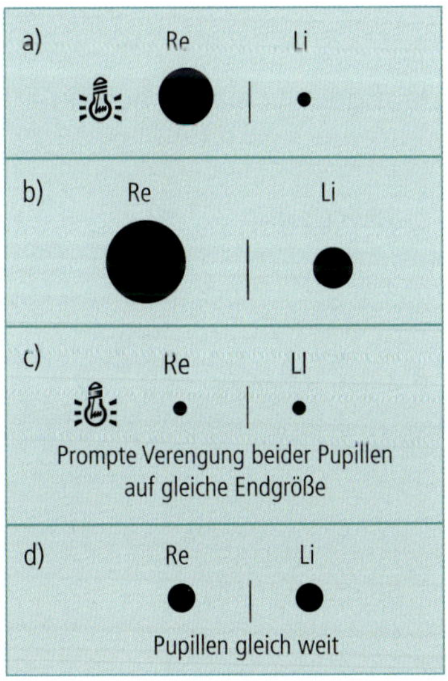

[L143]

27 PFLEGE BEI PSYCHISCHEN ERKRANKUNGEN

Lernsituation

Heute war kein leichter Tag für Kaya. Die Pflegeschülerin hat momentan ihren praktischen Einsatz in einer Psychiatrie. Eigentlich hat sie sich sehr auf diese Zeit gefreut und ist auch nach wie vor gespannt auf diesen Arbeitsbereich der Pflege. Es ist so ganz anders als die Arbeit, die sie bisher aus dem Klinikum und dem ambulanten Pflegedienst kennenlernen durfte. Aber heute war sie das erste Mal dabei, als ein Mann mit Gurten im Bett fixiert wurde. Das Ganze geschah aus Notwehr heraus, da der Patient gegenüber Pflegenden und andere Patientinnen und Patienten gewalttätig wurde und alle Möglichkeiten, ihn zu beruhigen, versagten. Als er sich dann beruhigte, war er plötzlich wieder ansprechbar und die Pflegerinnen und Pfleger haben gemeinsam mit ihm die Situation besprochen. Gemeinsam wollen sie sich nun damit auseinandersetzen, wie solche Aggressionsausbrüche zukünftig abgewendet werden können. Der Patient zeigte sich sehr einsichtig und glücklicherweise ist keiner zu Schaden gekommen. Dennoch – Kaya wird lange den Anblick des fixierten Mannes im Kopf behalten. Es ist nicht leicht für sie, damit umzugehen.

Häufige psychiatrische Erkrankungen

AUFGABE 1

1. Schizophrenie	a) Psychische Erkrankung, bei der krankhafte Veränderungen der Stimmung im Vordergrund stehen (z. B. Manie, Depression)
2. Affektive Störung	b) Psychische Erkrankung, bei der eigentlich normale Charaktereigenschaften so stark ausgeprägt sind, dass die betroffene Person und/oder die Umwelt darunter leiden
3. Belastungsstörung	c) Psychische Erkrankung mit Verlust von Einheit und Ordnung der Wahrnehmung, der Affekte und der Identität
4. Persönlichkeitsstörung	d) Psychische Störung als Folge einer extremen äußeren Belastung

Freiheitsbeschränkende Maßnahmen

AUFGABE 2

1. Die Psychiatrie ist ein Ort, wo mitunter …	a) sind für alle Beteiligten oft sehr belastend. Es ist wichtig, hiermit professionell und sehr verantwortungsvoll umzugehen.
2. Ein Grund, gegen den Willen eines Menschen zu handeln, liegt darin, dass …	b) psychisch Erkrankte teilweise nicht mehr in der Lage sind, Fürsorge für sich und ihre Mitmenschen zu übernehmen.
3. Die Pflegesituationen in einer Psychiatrie, bei denen es zu freiheitsbeschränkenden Maßnahmen kommt, …	c) gegen den Willen der Patientinnen und Patienten gehandelt werden muss.
4. Zwangsmaßnahmen beinhalten nicht nur die Fixierung. Eine andere mögliche Form von Zwangsmaßnahmen …	d) sind immer die letzten anzuwendenden Mittel. Die Gründe hierfür sind nicht nur aus ethischem Denken heraus festgelegt, sondern auch aus rechtlich geregelt!
5. Wichtig! Zwangsmaßnahmen …	e) sind Arzneimittelinjektionen.

Definitionen

AUFGABE 3

1. Aggression =	a) Vermitteln von Ruhe und Sicherheit durch Blickkontakt und beruhigende Kommunikation (Talking down)
2. Autoaggression =	b) Angriffsverhalten gegenüber Gegenständen oder anderen Personen
3. Deeskalation =	c) Aggressive Gefühle durch Angst, die die Angst wiederum verstärken
4. Teufelskreis =	d) Selbstschädigendes Verhalten

Pflegerische Arbeit in der Psychiatrie

AUFGABE 4

1. Darin unterstützen, …	a) Selbsterkenntnis und Reflexion zu üben.
2. Pflege in der Psychiatrie erfordert nicht nur fachlich qualifiziertes Personal, sondern …	b) Verantwortungsbereitschaft.
3. Pflegende in der Psychiatrie müssen die Bereitschaft mitbringen, …	c) verantwortungsvoll damit umzugehen und keine Trübung der professionellen und sachlichen Beobachtungsfähigkeit zuzulassen.
4. Emotionen zulassen, aber mit der Maßgabe, …	d) Persönlichkeiten und Bezugspersonen.
5. Unsicherheit reduziert unter Umständen die …	e) dem Tag einen Sinn zu geben.

Definitionen der medizinischen Fachgebiete

AUFGABE 5

1. Psychotherapie	a) Lehre des (normalen) Verhaltens und Erlebens des Menschen
2. Psychosomatik	b) Befasst sich mit Prophylaxe, Diagnose, Therapie und Rehabilitation bei psychischen Erkrankungen (Fachgebiet der Medizin)
3. Psychologie	c) Gesamtheit von Erleben, Denken, Fühlen und Wollen
4. Psyche	d) Befasst sich mit Prophylaxe, Diagnose und Therapie psychischer Erkrankungen bei Kindern und Jugendlichen (Teilgebiet der Medizin)
5. Psychiatrie	e) Systematische Behandlung von körperlichen und seelischen Störungen
6. Kinder- und Jugendpsychiatrie und -psychotherapie	f) Befasst sich mit den Wechselwirkungen zwischen Körper und Seele (Fachgebiet der Medizin)

Vulnerabilitäts-Stress-Modell (Ursachen psychischer Erkrankungen)

AUFGABE 6

1. Vulnerabilität	a) Z. B. Unterstützung durch Familie
2. Persönliche Schutzfaktoren (angeboren/erworben)	b) Z. B. belastende Lebensereignisse
3. Schutzfaktoren der Umwelt	c) Verletzlichkeit
4. Körperliche Vulnerabilitätsfaktoren (angeboren/erworben)	d) Z. B. genetische Belastung
5. Psychosoziale Vulnerabilitätsfaktoren	e) Z. B. Selbstbewusstsein
6. Resilienz	f) Z. B. ungünstige Erziehungsmuster
7. Stressoren	g) Individuelle Widerstandsfähigkeit gegen psychische Belastungen
8. Mögliche Folge des Zusammenspiels von Vulnerabilität und Stressoren	h) Z. B. Therapie
9. Günstige Bedingungen bezüglich einer Heilung	i) Z. B. keine Hilfe
10. Ungünstige Bedingungen bezüglich einer Heilung	j) Manifeste Erkrankung

Alltagsbewältigung der Patientinnen und Patienten

AUFGABE 7

1. Selbstverantwortung ist …	a) das Ziel der Behandlung.
2. Selbstverantwortung ist nicht …	b) die Voraussetzung der Behandlung.
3. Hilfsbedürftigkeit bezieht sich u. a. auf …	c) die Wahrnehmung von Terminen.
4. Die Beschäftigungs- und Arbeitstherapie adressiert u. a. …	d) die Alltagsbewältigung.

Therapieformen

AUFGABE 8

1. Störende Verhaltensweisen werden abgebaut und gleichzeitig alternative Verhaltensweisen erlernt →	a) Psychodynamische Verfahren
2. Gefühle und Wahrnehmungen werden verbal wiederholt und verdeutlicht (gespiegelt), damit die Emotionen wahrgenommen und erkannt werden können →	b) Systemtherapie
3. Stellt die Wechselbeziehungen zwischen Individuum, Familie und Gesellschaft in den Fokus →	c) Verhaltenstherapie
4. Verdrängte Konflikte im Unbewussten werden ins Bewusstsein gerufen, um dann in der Therapie verarbeitet zu werden →	d) Gesprächspsychotherapie

Fortsetzung

Die Pflegeschülerin Kaya Schröber konnte sich nach dem Vorfall mit ihrer Praxisanleiterin und weiteren Pflegefachpersonen austauschen und über ihre Emotionen bezüglich des Vorfalls reden. Das hat ihr sehr geholfen. Mittlerweile ist sie schon seit zwei Wochen in der Psychiatrie und findet immer mehr in den pflegerischen Arbeitsablauf hinein. Sehr gut versteht sie sich mit einer jungen Patientin. Die 16-jährige Mila Rebovič ist so alt wie Kaya und die beiden scheinen auf einer Wellenlänge zu sein, was den Humor angeht. Von Anfang an bestand ein gutes Verhältnis zwischen den jungen Frauen. Mila leidet an Magersucht. Ihr optisches Erscheinungsbild lässt keine Zweifel zu, obwohl sie es mit ihrer Kleidung ganz gut zu kaschieren weiß. Einmal kam Kaya zu ihr ins Zimmer und machte einen ihrer gewohnten Scherze, worüber die beiden sonst immer herzlich lachten. Doch dieses Mal lachte Mila nicht. Sie saß auf dem Bett und versuchte mit Daumen und Zeigefinger ihren dünnen Oberarm zu umgreifen. Die Fingerspitzen berührten sich jedoch nicht. Mila liefen die Tränen übers Gesicht und sie betrachtete sich im Spiegel gegenüber ihrem Bett. Ihr Blick wirkte verachtend, fast schon angeekelt. Immer wieder sagte sie zu sich: „Die müssen sich berühren, die müssen sich berühren! Du bist so fett geworden! Die müssen sich doch berühren!" Da erkannte Kaya erst den furchtbaren Leidensdruck bei diesem sonst so gut gelaunt wirkenden Mädchen.

Krankheitsentstehung der Anorexia nervosa (Magersucht)

AUFGABE 9

1. Genetisch bedingte …	a) Druck durch Schlankheitsideal.
2. Persönlichkeitsmerkmale, wie z. B. …	b) Empfindsamkeit des serotonergen Systems.
3. Soziokulturelle Faktoren mit hohem …	c) Autonomie- und Ablöseprozess.
4. Vulnerabilität gegenüber …	d) Perfektionismus und Harmoniebedürftigkeit.
5. Herausforderung in der Jugend in Bezug auf …	e) Nahrungsmitteleinschränkung.

Pflege bei Magersucht

AUFGABE 10

1. Regelmäßiges …	a) Wiegen in Unterwäsche.
2. Je nach Behandlungskonzept …	b) manipulativen Strategien wie z. B. Verstecken von Lebensmitteln (aus Angst vor Gewichtszunahme)
3. Nach Möglichkeit gemeinsames …	c) Verdacht, dass vor dem Wiegen große Mengen an Flüssigkeit getrunken werden.
4. Teilweise stärker kontrollierte Begleitung aufgrund von …	d) Mitteilen oder Nicht-Mitteilen des Gewichts.
5. Urinkonzentration kontrollieren bei …	e) Essen mit anderen Patientinnen und Patienten (Lernen am Modell).

Psychopharmaka

AUFGABE 11

1. Antipsychotika	a) Mood Stabilizer, langfristige Regulierung veränderter Stimmung bei Depression und Manie.
2. Antidepressiva	b) Neuroleptika, ordnen die gestörten psychischen Funktionen.
3. Stimmungsstabilisatoren	c) Beruhigungsmittel, angstlösend, sedierend, schlafanstoßend, antiepileptisch und muskelentspannend (vorwiegend Benzodiazepine).
4. Anxiolytika	d) Thymoleptika, stimmungsaufhellend und angstlösend.

III

THERAPIEN

28 ARZNEIMITTELTHERAPIE

Lernsituation

Der Pflegeschüler Ludwig Meyer steht im Patientenzimmer einer internistischen Station. Die vier Betten sind aktuell alle belegt. Vier Herren, die sich anscheinend alle sehr gut zu verstehen scheinen, wurden hier stationär aufgenommen. Die Stimmung ist entsprechend locker und nicht immer ganz leise. Der Austausch zwischen den Patienten ist rege und, auch wenn alle sehr freundlich sind, nehmen sie kein Blatt vor den Mund. Ludwig ist gerne in dem Zimmer, da es meist recht lustig zugeht. Manchmal ist es aber auch nicht unanstrengend für den angehenden Pflegefachmann und er kommt zwischen dem ganzen Gerede etwas durcheinander. So wie heute, beim Verteilen der Medikation. „Junger Mann, was haben Sie mir denn hier gebracht? Die Pille ist aber neu! Ist die zum Auflösen? Oder darf ich die zerbeißen? Die ist ja riesig!“, tönt es aus dem ersten Bett und der Zimmernachbar stimmt direkt mit ein: „Ja, Herr Meyer, und wo sind denn meine Tropfen? Bekomme ich die gar nicht mehr? Können Sie mal nachsehen? Wobei, ich sehe da schon die Spritze für mich auf ihrem Tablett, oder? Geben Sie mir die am besten direkt, dann hab ich‘s hinter mir!“ „Moooment!“, meldet sich da auch schon Patient Nummer 3 zu Wort: „Bevor ich jetzt nicht mein Abführmittel kriege, passiert hier gar nichts!“ Alle lachen. Alle, bis auf Ludwig. Der versucht sich zu konzentrieren, denn er weiß, dass mit Arzneimitteln sehr verantwortungsbewusst umzugehen ist. Auf keinen Fall sollte ihm hierbei ein Fehler unterlaufen. Patient Nr. 4 scheint verwundert: „Und wie soll man die da nehmen?“ „Am besten nicht oral“, sagt Ludwig und kann sich ein Grinsen nicht verkneifen. Dann reicht er dem Patienten das Suppositorium.

Applikationsformen

AUFGABE 1

1. Bukkal	a) In ein Gelenk (Injektion)
2. Intraarteriell (i. a.)	b) In die Haut (Injektion)
3. Intraartikulär (i. art.)	c) In einen Muskel (Injektion)
4. Intrakardial	d) In eine Vene (Injektion)
5. Intrakutan (i. c.)	e) In den Liquorraum (Injektion)
6. Intramuskulär (i. m.)	f) In das Herz (Injektion)
7. Intraossär (i. o.)	g) In die Wangentasche
8. Intrathekal (i. th.)	h) In einen Knochen (Spezialkanüle)
9. Intravenös (i. v.)	i) In eine Arterie (Injektion)

AUFGABE 2

1. Konjunktival	a) In die tieferen Atemwege (z. B. Inhalate)
2. Kutan	b) In die Nase (z. B. Nasenspray)
3. Nasal	c) In den Epiduralraum (Injektion)
4. Oral	d) In die Scheide (z. B. Vaginalzäpfchen)
5. Peridural	e) Auf die Augenbindehaut (z. B. Augentropfen)
6. Pulmonal	f) Unter die Zunge
7. Rektal	g) In den Mastdarm (z. B. Zäpfchen)
8. Subkutan (s. c.)	h) Auf/durch die Haut (z. B. Salbe)
9. Sublingual	i) Durch den Mund (z. B. Tablette)
10. Vaginal	j) Unter die Haut ins Unterhautfettgewebe (Injektion)

Wichtige Begriffe im Zusammenhang mit Arzneimitteln

AUFGABE 3

1. 6-	a) Was macht der Körper mit der Substanz?
2. AMG	b) Was macht die Substanz mit dem Körper?
3. Pharmakokinetik	c) Dosisunterschied zwischen der zu erzielenden therapeutischen Wirkung und derjenigen, die zur Überdosierung führt
4. Pharmakodynamik	d) Beim Lagern auf Verfallsdatum achten – kürzer haltbare Medikamente vor die länger haltbaren platzieren
5. Therapeutische Breite	e) R-Regel
6. First in – first out	f) Arzneimittelgesetz

Arzneimittelformen

AUFGABE 4

1. 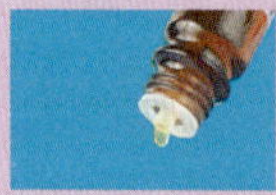	a) Tabletten (fest gepresstes Pulver) Applikation: oral
2. 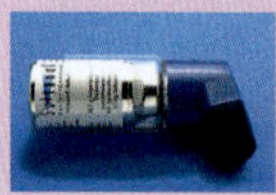	b) Transdermales therapeutisches System, TTS (pflasterartig) Applikation: kutan
3. 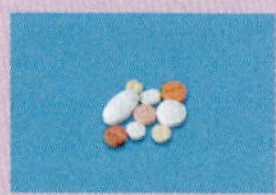	c) Tee (fest, getrocknete und zerkleinerte Pflanzenteile) Applikation: oral
4. 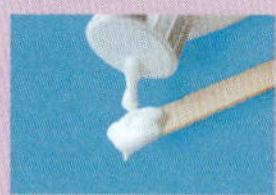	d) Aerosol (gasförmig) Applikation: pulmonal
5. 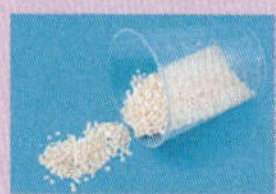	e) Granulat (fest, grobkörnig zerkleinert), Applikation: oral
6. 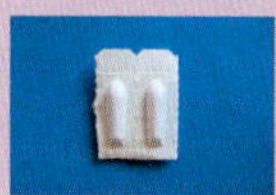	f) Tinktur (flüssig), Applikation: kutan, oral
7. 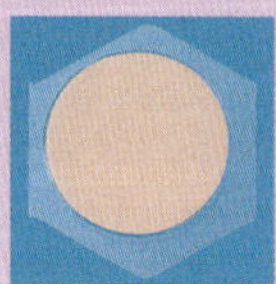	g) Emulsion (flüssig) Applikation: kutan, oral
8. 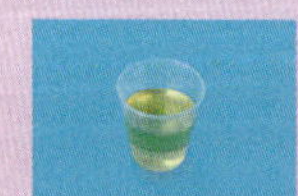	h) Zäpfchen/Suppositorium (fest in Fettgrundlage) Applikation: rektal, vaginal (Vaginalzäpfchen)
9. 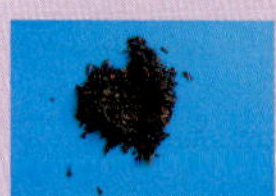	i) Pulver (fest, sehr fein zerkleinert) Applikation: lokal auf die Haut, selten oral
10. 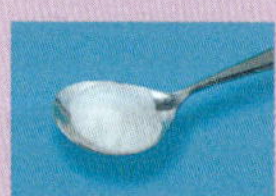	j) Lösung (flüssig) Applikation: kutan, oral, parenteral, Inhalation

[K115, K183, O408, L143]

AUFGABE 5

1.
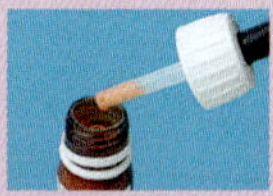

2.
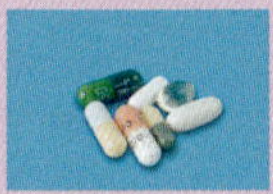

3.
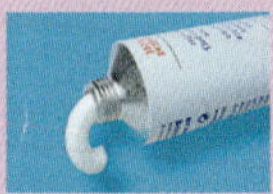

4.
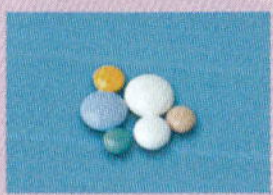

5.
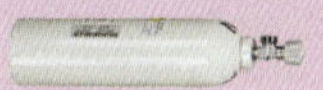

6.
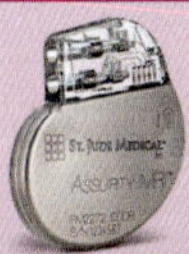

7.
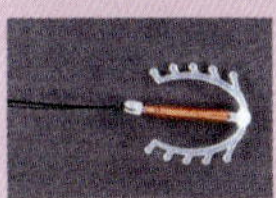

[K115, K183, V083, U142, I 143]

a) Kapsel (fest oder flüssig in verdaulicher Hülle)
Applikation: oral, gelegentlich Inhalt zur Inhalation

b) Filmtablette/Dragee/Retardtablette (fest)
Applikation: oral

c) Gas (gasförmig)
Applikation: pulmonal

d) Suspension (flüssig)
Applikation: kutan, oral, Inhalation

e) Salbe/Paste/Creme (halbfest)
Applikation: kutan, oral, Inhalation

f) Intrauterinpessar/Spirale (Hormonspirale)
Applikation: intrauterin (in der Gebärmutterhohle)

g) Implantat
Applikation: operativ

Formen der Arzneimitteltherapie

AUFGABE 6

1. Bei der lokalen Arzneimitteltherapie …	a) gelangt das Arzneimittel über die Blutbahn in den gesamten Organismus.
2. Bei der systemischen Arzneimitteltherapie …	b) ist das Schlucken eines Antibiotikums.
3. Ein Beispiel für die lokale Arzneimitteltherapie.	c) kommt es zu einer örtlich begrenzten Wirkung, die sich nicht auf den Gesamtorganismus auslegt.
4. Ein Beispiel für die systemische Arzneimitteltherapie …	d) ist das Auftragen einer Salbe auf ein Ekzem.

Applikationsformen

AUFGABE 7

1. Enteral =	a) Über den Magen-Darm-Trakt
2. Parenteral =	b) Unter Umgehung des Magen-Darm-Trakts

AUFGABE 8

1. Die Applikationsform ist nicht ausschlaggebend dafür, ob ein Arzneimittel lokal oder systemisch wirkt.	a) Richtig
2. Alle Arzneimittel mit einer oralen Applikationsform wirken systemisch.	b) Falsch

Fortsetzung

Ludwig Meyer geht den Stationsflur entlang, als er eine Patientenklingel hört. Er sieht nach, aus welchem Zimmer der Ruf kommt. „Na, klar! Die schon wieder! Bestimmt wieder irgendeinen Blödsinn am aushecken!“ Ludwig macht sich erneut auf den Weg zu den vier Herren. Er öffnet lächelnd die Tür mit den Worten: „Nein, ich rufe jetzt nicht die Ärztin, weil Sie aus Versehen das Zäpfchen verschluckt haben!“ Die Herren lachen. Doch ein Herr sieht beunruhigt aus: „Spaß beiseite, ich habe hier gerade alle Tabletten genommen, aber jetzt bin ich mir doch sicher, dass es eine zu viel war. Das beunruhigt mich etwas.“ Ludwig lässt keine Zeit vergehen und versichert dem Patienten, dass er sich sofort bei den Pflegefachpersonen erkundigen wird!

Richten von Arzneimitteln – Grundregeln

AUFGABE 9

1. Vor jedem Umgang mit Arzneimitteln →	a) Bis kurz vor Verabreichung in Folie lassen (nach Möglichkeit)
2. Arzneimittel aus Packung entnehmen →	b) Bei Entnahme der Packung aus dem Schrank, bei Dosisentnahme und beim Zurückstellen der Packung
3. Arzneimittel 3-mal auf Richtigkeit prüfen →	c) Nicht mit der bloßen Hand
4. Arzneimittel auf Aussehen und →	d) Bereits angebrochene Packung oder Packung mit kürzestem Verfallsdatum zuerst
5. Verblisterte Arzneimittel →	e) Immer in Arzneimittelpackung belassen
6. Arzneimittel berühren →	f) Hände desinfizieren
7. Packungsbeilage →	g) Tablett mit Arzneimitteln bis zum Verteilen im Arzneimittelschrank verschließen
8. Nach dem Richten →	h) Geruch kontrollieren

29 INJEKTIONEN

Lernsituation

„Matilda, magst du mit mir mitkommen? Es gibt viel zu tun und du möchtest doch noch sicherer werden beim Injizieren! Also, pass auf: Frau Müller und Frau Pan bekommen jeweils Heparin und bei Herrn Wirth ist es Zeit für die Insulin-Injektion. Pen und Kanülen sind im Patientenzimmer. Dann hat sich gerade noch Herr Yezidi mit sehr starken Schmerzen gemeldet. Bei ihm dürfen wir bei Bedarf Morphin injizieren. Dafür holen wir jetzt erstmal eine Brechampulle aus dem Betäubungsmittelschrank und ziehen die Lösung auf. Das kannst du direkt übernehmen! Ach, ja, und dann gibt es sogar eine i. m.-Injektion. Da siehst du mir heute aber erst einmal zu!" Matilda Schweigdörfer sieht ihre Praxisanleiterin an und nickt etwas überfordert. Die Pflegefachfrau lächelt die Pflegeschülerin beruhigend an und ergänzt: „Keine Bange, wir machen alles in Ruhe, eins nach dem anderen. Okay?" Die Schülerin erwidert das Lächeln und mach sich an die Arbeit.

Injektionsarten

AUFGABE 1

1. I. a.-Injektion	a) Intraartikulär (in das Gelenk)
2. I. art.-Injektion	b) Intraossär (in den Knochen)
3. I. c.-Injektion	c) Intrathekal (in den Liquorraum)
4. I. m.-Injektion	d) Intravenös (in die Vene)
5. I. o.-Injektion	e) Intrakutan (in die Haut)
6. i. th.-Injektion	f) Subkutan (in die Unterhaut/Subkutis)
7. I. v.-Injektion	g) Intraarteriell (in die Arterie)
8. S. c.-Injektion	h) Intramuskulär (in den Muskel)

Vorteile von Injektionen

AUFGABE 2

1. Schneller	a) Wirkstoffverluste
2. Hohe	b) Wirkungseintritt und Wirkungsdauer
3. Keine	c) Ressourcen des Patienten
4. Exakte	d) Konzentration am Wirkort
5. Bessere Steuerung von	e) Magen-Darm-Beschwerden
6. Vermeiden von	f) Wirkungseintritt
7. Unabhängigkeit von	g) Dosierbarkeit

Durchführung

AUFGABE 3

1. Injektionen …	a) subkutane (s. c.) und intramuskuläre (i. m.) Injektionen.
2. Führen Pflegende die Injektion durch, so übernehmen sie …	b) müssen ärztlich verordnet sein.
3. Pflegefachpersonen erwerben durch die dreijährige Ausbildung die Handlungskompetenz (Durchführungskompetenz) für …	c) u. a. venöse (i. v.) Injektionen.
4. Pflegefachpersonen mit spezieller Weiterbildung, wie z. B. Intensiv- und Anästhesiepflege, erwerben die Handlungskompetenz (Durchführungskompetenz) für …	d) die Durchführungsverantwortung.
5. Injektionen, die regelmäßig wiederholt werden müssen (wie Insulin oder Heparin), …	e) können durch den Patienten selbst oder Angehörige durchgeführt werden (Selbstinjektion).

Materialien

AUFGABE 4

1. Einwegspritze nach Luer	a) 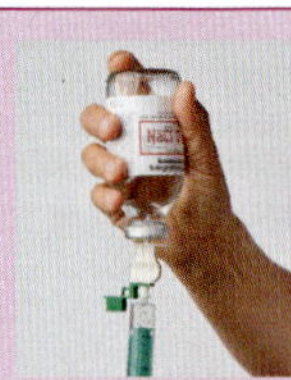
2. Feindosierungsspritze	b) 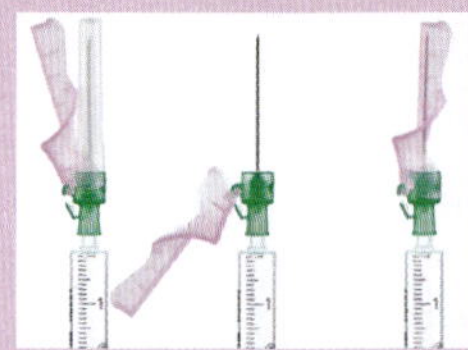
3. Einmalkanülen	c) 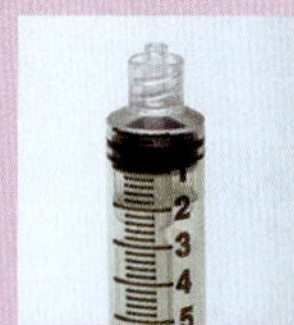
4. Brechampulle	d) 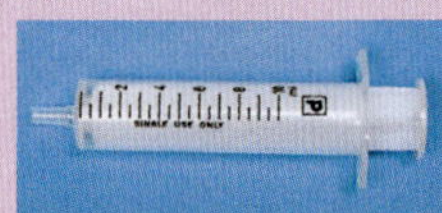
5. Stechampulle mit Belüftungskanüle (Mini-Spike®)	e) 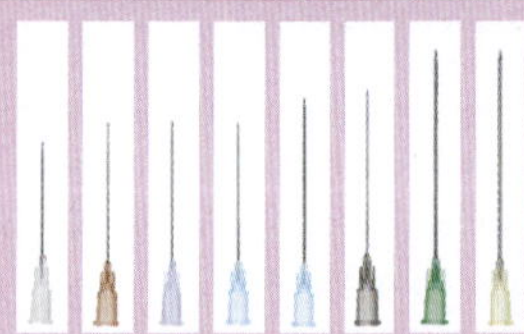
6. Überleitungskanüle mit aufgesteckten Stechampullen	f) 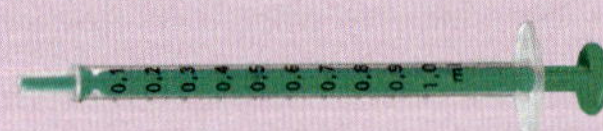
7. Spritze mit Luer-Lock-Ansatz	g) 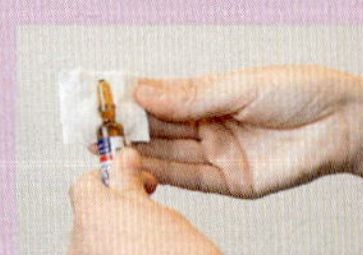
8. Spritze mit Sicherheitskanüle	h) 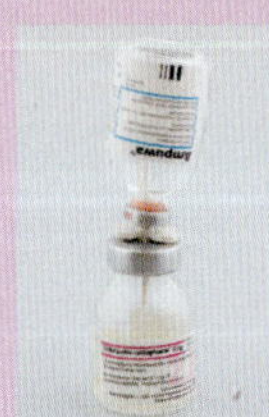

[K115, K183, U223, L143]

Vorsicht!

AUFGABE 5

1. Injektion →	a) Verwerfen!
2. Unbeschriftete Spritze mit unklarem Inhalt →	b) Hohe Infektionsgefahr (z. B. Spritzenabszess)!
3. i. m.-Injektion →	c) Ausschließlich mit Einverständnis des Patienten!

Fortsetzung

Die Pflegeschülerin und ihre Praxisanleiterin befinden sich nun bei der Patientin mit der intramuskulären Injektion. Die Pflegefachrau bereitet alles vor, informiert die Patientin über die nachfolgenden Schritte und lässt auch Matilda bei jedem Vorgang teilhaben. Diese beobachtet alles ganz genau und hofft, dass sie schon bald selbst einmal Hand anlegen darf!

Intramuskuläre Injektion – Injektionsstelle finden nach Hochstetter

AUFGABE 6

1. Erster Schritt	a) Der Injektionsort liegt in der Spitze des Dreiecks zwischen Zeige- und Mittelfinger.
2. Zweiter Schritt	b) Die Hand Richtung Bauch drehen, wobei der Zeigefinger auf der Spina iliaca anterior superior liegen bleibt. Nach dem Drehen soll sich die Handinnenfläche auf dem Trochanter major befinden.
3. Dritter Schritt	c) Ertasten der knöchernen Anhaltspunkte mit Zeige- und Mittelfinger (Spina iliaca anterior superior und Darmbeinkamm).

Komplikationen

AUFGABE 7

1. Juckreiz, Hautrötung, Hautausschlag, etc. →	a) Allergische Reaktionen
2. Austretendes Blut ins umliegende Gewebe durch An- oder Durchstechen eines Gefäßes (Fehlapplikation) →	b) Verzögerte Resorption, da Arzneimittel s.c. verabreicht wird
3. Paravasat →	c) Hämatome
4. Zu kurze Kanüle bei adipösen Menschen mit i.m.-Injektion →	d) Medikamentenapplikation außerhalb des punktierten Blutgefäßes
5. Zu lange Kanüle bei kachektischen Menschen mit s.c.-Injektion →	e) Beschleunigte Resorption, da Arzneimittel i.m. verabreicht wird

Kanülenart und Intention

AUFGABE 8

1. Kanülen zur allgemeinen s.c.-Injektion	a) Insulininjektion mit Insulinpen
2. Standardisierte Einmalkanülen	b) Z.B. Heparininjektion
3. Penkanülen	c) Z.B. Allergenextrakte

Handlungsschritte bei der subkutanen Injektion

AUFGABE 9

1. Festlegen, bereitlegen, durchführen →	a) Hautfalte anheben
2. An Injektionsort →	b) Kanüle zügig in die Hautfalte 1–2 cm einstechen (Einstichwinkel je nach Kanülenlänge und Konstitution des Patienten)
3. Ggf. zwischen Daumen und Zeigefinger →	c) Injektionsort, Material, Händedesinfektion
4. Mit der anderen Hand →	d) Loslassen und Einstichstelle mit Tupfer komprimieren (nicht kreisen oder reiben!)
5. Arzneimittel →	e) Hautdesinfektion
6. Hautfalte →	f) Wundschnellverband
7. Ggf. aufkleben von →	g) Langsam injizieren und danach Kanüle entfernen
8. Kanüle →	h) In Abwurfbehälter (stich- und bruchfest) entsorgen und Maßnahmen dokumentieren

30 INFUSIONEN

Lernsituation

Die Pflegefachfrau und Praxisanleiterin Tatjana Volter wendet sich an ihren Schüler: „Marek, magst du mit mir die Infusionen vorbereiten und verteilen? Es gibt diesbezüglich heute einiges zu tun.“ Marek Möller ist gerne behilflich. Tatjana lässt ihm den Vortritt: „Dann starte doch mal. Ich bleibe dabei und sobald du dir bei etwas unsicher bist, fragst du mich.“ Marek nickt und bleibt konzentriert bei der Sache.

Applikationsarten

AUFGABE 1

1. Typische Infusionsart, wenn im klinischen Sprachgebrauch die Rede von einer „Infusion“ ist	a) Intraarterielle Infusion (i. a.-Infusion)
2. Nur seltene Anwendung (z. B. bei arteriellen Durchblutungsstörungen)	b) Intraossäre Infusion (i. o.-Infusionen, in einen Röhrenknochen)
3. Vor allem in der ambulanten Pflege, Palliativpflege und Altenpflege vertreten, um eine leichte bis mäßige Dehydratation auszugleichen.	c) Subkutane Infusion (s. c.-Infusion)
4. Einsatz mit spezieller Kanüle, kann im Notfall lebensrettend sein (z. B., wenn im Schockzustand keine Vene für einen Zugang zu finden ist)	d) Intravenöse Infusion (i. v.-Infusion, in eine Vene hinein)

Ziele der Infusionstherapie

AUFGABE 2

1. Korrektur von …	a) Arzneimitteln.
2. Zufuhr von …	b) Gefäßen.
3. Verabreichung von …	c) Wasser-, Elektrolyt- und Säure-Basen-Haushalt.
4. Offenhalten von …	d) Nährstoffen.

Durchführungsverantwortung von Pflegefachpersonen

AUFGABE 3

1. Infusionslösungen …	a) zumischen
2. Arzneimittel …	b) vorbereiten
3. Infusionslösungen bei bestehendem venösem Zugang …	c) auswechseln
4. Zu- und Überleitungssysteme …	d) überwachen und steuern
5. Infusionsablauf …	e) anlegen bzw. auswechseln

Arzneimittel zumischen – Richtig oder falsch?

AUFGABE 4

1. Arzneimittel erst zur Infusion zumischen, wenn der Dorn der Infusionsleitung eingestochen ist	a) Richtig
2. Arzneimittel zumischen, bevor der Dorn der Infusionsleitung eingestochen ist	b) Falsch

Infusionslösungen vorbereiten

AUFGABE 5

1. Erster Schritt:	a) Metall- bzw. Plastikverschluss entfernen, Gummistopfen desinfizieren (Einwirkzeit beachten)
2. Zweiter Schritt:	b) Hygienische Händedesinfektion durchführen
3. Dritter Schritt:	c) Dorn des Infusionsbestecks einstechen (Flasche stehend und Beutel schräg haltend)
4. Vierter Schritt:	d) Durchflussregler öffnen und Infusionsleitung blasenfrei füllen, dann Durchflussregler wieder schließen
5. Fünfter Schritt:	e) Wischdesinfektion der Arbeitsfläche und Zusammenstellung aller benötigten Materialien
6. Sechster Schritt:	f) Infusionsflasche, bzw. -beutel aufhängen und Tropfkammer durch Zusammendrücken und wieder Loslassen bis zur Markierung füllen (ca. ⅔) Belüftungsventil öffnen
7. Siebter Schritt:	g) Patientenaufkleber auf Flasche/Beutel anbringen
8. Achter Schritt:	h) Infusionsflasche/-beutel auf Unversehrtheit, Verfallsdatum und Aussehen (z. B. Trübung) kontrollieren
9. Neunter Schritt:	i) Infusionsbesteck auspacken und Durchflussregler sowie Belüftungsventil/Bakterienfilter schließen

Fortsetzung

Die Pflegefachfrau und der Pflegeschüler machen sich mit den Infusionen auf dem Weg zum ersten Patientenzimmer. Auf dem Stationsflur treffen sie auf den zuständigen Arzt, Timo Huber. Dieser stoppt kurz, um etwas mitzuteilen: „Hallo, ihr beiden! Nur, dass ihr Bescheid wisst: Frau Field aus Zimmer 321 hat sich versehentlichen den Zugang gezogen. Neue PVK liegt schon wieder, habe ich mich gerade drum gekümmert.“ Tatjana erwidert: „Super, danke, Timo!“

Infusionszugänge

AUFGABE 6

1. PVK	a) Zentraler Venenkatheter, der über eine periphere Vene eingeführt wird (z. B. in der Ellenbeuge)
2. ZVK	b) Periphervenöse Venenverweilkanüle zum Einlaufenlassen einer Infusionslösung über eine oberflächliche periphere Vene
3. PICC	c) Zentraler Venenkatheter zum Einlaufenlassen einer Infusionslösung in die obere Hohlvene (V. cava superior)
4. Port	d) Vollimplantierter Venenkatheter

Komplikationen und Handeln bei subkutanen Infusionen

AUFGABE 7

1. Infusion will nicht laufen →	a) Kühlen
2. Gerötete Punktionsstelle →	b) Infusionsgeschwindigkeit bzw. Infusionsvolumen reduzieren
3. Lokale Infektion →	c) Punktionsort wechseln; Einstichwinkel flacher
4. Verzögerte Resorption (durch Schwellung sichtbar) →	d) Arzt kontaktieren

Pflege bei Infusionstherapie

AUFGABE 8

1. Vor jeder Manipulation →	a) Händedesinfektion
2. Venenzugänge →	b) Mind. einmal täglich kontrollieren
3. ZVK →	c) Nicht länger als nötig belassen
4. Einstichstelle →	d) Nicht abstöpseln, sondern durch Infusion offenhalten.
5. Patientenbeobachtung →	e) Menge, Zeit (u. a.)
6. Dokumentation →	f) Allgemeinbefinden, Vitalzeichen, Unverträglichkeit

Fortsetzung

Nachdem alle Infusionen an die Patientinnen und Patienten verteilt wurden, ertönt eine Patientenklingel. Marek macht sich auf den Weg. Kurz darauf alarmiert er den Notruf. Sofort kommen seine Praxisanleiterin und eine weitere Kollegin zur Hilfe. Ein Patient mit laufender Infusion übergibt sich in sein Bett. Marek ist bei ihm und hält ihm eine Nierenschale, während er beruhigend mit dem Mann spricht. Tatjana sieht sofort zum Infusionsständer. Marek hat die Infusion abgestellt. „Gut, gemacht, Marek!", denkt sich die erfahrene Pflegefachfrau und lässt unverzüglich den Arzt rufen.

Hauptrisiken von Infusionen und Beobachtungskriterien

AUFGABE 9

1. Entzündungszeichen im Venenverlauf und Schmerzen in diesem Bereich	a) Allergische Reaktion
2. Plötzliches hohes Fieber mit Schüttelfrost	b) Blutverlust
3. Hautrötung, Juckreiz, Kopf-, Gelenk- und Gliederschmerzen, Übelkeit, Erbrechen, Atemnot, Unruhe (u. a.)	c) Kathetersepsis
4. Bei ZVK Hämatome im Hals- und Thoraxbereich (u. a.)	d) Luftembolie (sehr selten)
5. Atemnot, Zyanose, plötzlich stechender Schmerz im Brustkorb, Tachykardie, Hypotonie, Schock	e) Thrombophlebitis

Probleme und Ursachen bei Portanlagen

AUFGABE 10

1. Blut kann nicht aspiriert werden
2. Druckwiderstand bei Applikation ist sehr hoch
3. Feuchtigkeit unter Folienverband
4. Schmerz, Schwellung, Entzündungszeichen

a) Infektion; Nadel nicht in der Portkammer (Fehllage)
b) Blutgerinnsel; Katheterspitze liegt an Gefäßwand an
c) Duschen/Schwitzen; Port beschädigt; falsche Nadellänge; Fehllage der Nadel
d) Katheterschlauch abgeklemmt, Blutgerinnsel; Portkanüle liegt ungünstig (z.B. Öffnung der Kanüle an Portwand)

Infusionslösungen

AUFGABE 11

1. Gelatinelösungen →
2. Elektrolytlösungen →
3. Kohlenhydrat-, Fett- und Aminosäurenlösungen →

a) Bei (drohendem) Volumenmangelschock
b) Korrektur des Wasser- und Elektrolythaushalts
c) Zufuhr von Energie und Nährstoffen

31 WUNDVERSORGUNG

Lernsituation

Der Pflegefachmann Kai Schönebad und seine Kollegin, die Pflegefachfrau Andrea Zietlow betrachten das Bein der 74-jährigen Frau Camilla Silva. Beide sehen sich zufrieden an. Frau Silva ist vor nicht allzu langer Zeit in ihrem Garten gestürzt und hat sich neben einer Platzwunde an der Stirn und zahlreichen Hämatomen eine größere Ablederungswunde am Unterschenkel zugezogen. Die ältere Dame lebt alleine und sah zunächst keinen Grund, ihre Ärztin aufzusuchen. Sie wickelte einen älteren Verband um ihr Bein und hoffte, dass sich das ganze „von allein erledigen" würde. Die Wunde infizierte sich und Frau Silva bekam starke Schmerzen. Nach dem längst überfälligen Besuch in der Arztpraxis fährt sie nun ein ambulanter Pflegedienst an, um die Wunde regelmäßig zu versorgen. Glücklicherweise verläuft die Wundheilung sehr zufriedenstellend.

Wundheilung

AUFGABE 1

1. Erste Phase:	a) Proliferationsphase (Granulationsphase)
2. Zweite Phase:	b) Regenerationsphase (Epithelisierungsphase)
3. Dritte Phase:	c) Exsudationsphase (Reinigungsphase)

AUFGABE 2

1. Primäre Wundheilung	a) Weitgehende Wiederherstellung der normalen Strukturen bei geringer Narbenbildung; hauptsächlich glatte, aneinanderliegende und gut durchblutete Wundränder
2. Sekundäre Wundheilung	b) Verzögerter Heilungsverlauf bei offener Wundheilung und mit teilweise ausgedehnter Narbenbildung, u. a. großflächige und chronische Wunden

AUFGABE 3

1. Primäre Wundheilung	a)
2. Sekundäre Wundheilung	b)

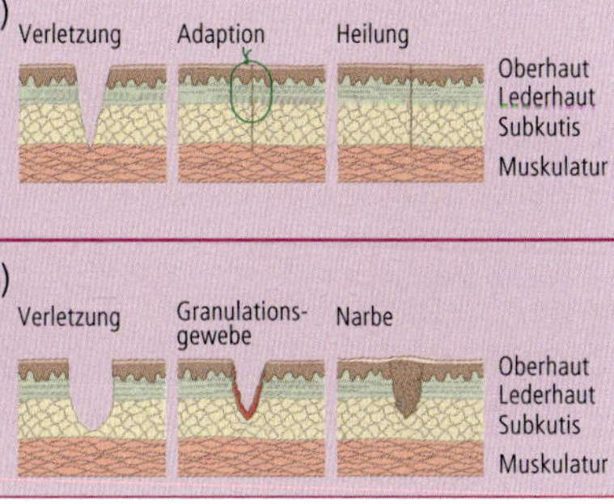

[L190, L138, L143]

AUFGABE 4

Farbveränderung von Hämatomen

1. Gelblich, bräunlich	a) 1–4 Tage
2. Purpur, dunkel, dunkelblau	b) 1–3 Wochen
3. Rot, rötlich, blau	c) 5–7 Tage
4. Grünlich, gelbgrünlich	d) 8–10 Tage
5. Abklingen der Verfärbung	e) Bis 24 Stunden

AUFGABE 5

Wunddehiszenz – richtig oder falsch?

1. Als Wunddehiszenz wird das „Aufplatzen" einer primär verschlossenen Wunde bezeichnet.	a) Richtig
2. Als Wunddehiszenz wird das bakterielle Wachstum in einer Wunde bezeichnet.	b) Falsch

Wundauflagen

AUFGABE 6

1. Geschlossene Wunde mit dicht aneinanderliegenden Wundrändern	a) U. a. Alginat (nur bei ausreichend Feuchtigkeit; körpereigene Reinigungsvorgänge sollen unterstützt werden)
2. Wunde mit trockenen Belägen	b) U. a. Fließkompresse mit Superabsorber (Exsudat, Gerüche und Abfallstoffe sollen aufgenommen und die Mazeration von Wundrändern und Umgebung vermieden werden)
3. Wunde mit feuchten Belägen	c) U. a. steriler Wundschnellverband
4. Infizierte Wunde	d) U. a. Wunddistanzgitter zwischen Wunde und Sekundärverband (Wunde soll feucht gehalten werden, damit Epithelzellen einwandern können und das empfindliche neue Gewebe darf nicht traumatisiert werden → lange Wundruhen ermöglichen)
5. Stark exsudierende Wunde	e) U. a. Hydrogel in Gel- oder Kompressenform (körpereigene Reinigungsvorgänge sollen unterstützt werden)
6. Granulierende Wunde	f) U. a. silberhaltige Wundauflagen (Keime sollen gebunden, abgetötet oder inaktiviert werden)
7. Epithelisierende Wunde	g) U. a. Hydrokolloidverband (Wunde soll feucht und warm gehalten, Auflage nicht mit Wunde verkleben sowie lange Wundruhen gewährleistet werden)

Physiologische Wundheilung und Anforderungen an Wundauflagen

AUFGABE 7

1. Eine feuchte Wunde ermöglicht, dass …	a) vor eindringenden Keimen gewährleistet ist.
2. Bei einem trockenen Wundgrund ist das Problem, dass …	b) Abbauprodukten, Blut, Keimen und überschüssigem Wundexsudat gewährleistet ist.
3. Voraussetzung einer physiologischen Wundheilung ist außerdem, dass der Austausch von …	c) die Bildung von Granulationsgewebe gehemmt ist und das Verbandsmaterial mit der Wunde verklebt.
4. Wichtig ist, dass durch die Auflage der Schutz …	d) muss auf ein atraumatisches Vorgehen geachtet werden.
5. Da hier erst die Mitose (Zellteilung) beginnt, ist für eine Heilung wichtig, dass …	e) die Zellen sich frei bewegen können.
6. Die Wundauflage soll so beschaffen sein, dass eine optimale Aufnahme von …	f) muss ausreichend Wundruhe gewährleistet sein.
7. Für die Granulations- und Epithelisierungsphase …	g) Sauerstoff und Kohlendioxid gewährleistet ist.
8. Beim Verbandswechsel …	h) der Schutz vor Auskühlung gewährleistet ist (erst ab 28 °C Heilung möglich).

Fortsetzung

Frau Silva ist sehr froh, dass die Heilung der großflächigen Wunde an ihrem Unterschenkel gute Forstschritte macht. Sie erinnert sich an einen längeren Krankenhausaufenthalt vor ein paar Jahren. Auf der chirurgischen Station konnte sie die Wundbehandlung einiger ihrer Zimmernachbarinnen mitbekommen. Eine Dame wurde mit einer stark infizierten Wunde aufgenommen. Frau Silva weiß noch, wie sehr ihr diese Frau leidtat.

Keimgehalt von Wunden

AUFGABE 8

1. Fast keimfrei, keine Entzündungszeichen	a) Infizierte Wunde
2. Keine Entzündungszeichen, aber Besiedlung mit sich nicht vermehrenden Bakterien	b) Kolonisierte Wunde
3. Sich vermehrende Bakterien, die die Wundheilung jedoch nicht nachhaltig beeinflussen	c) Aseptische Wunde
4. Erhöhte Besiedlung von vermehrungsfähigen Keimen; Übergangsstadium zur infizierten Wunde	d) Kontaminierte Wunde
5. Signifikante Entzündungszeichen; unterschieden wird in lokal und systemisch	e) Kritisch kolonisierte Wunde

Wundspülung

AUFGABE 9

1. Wundspüllösungen →	a) Arzneimittel, die Keime abtöten (u.a. geeignet Octenisept®)
2. Antiseptika →	b) Entfernung von nekrotischem Gewebe und Belägen aus der Wunde
3. Débridement →	c) Steril, farblos, nicht reizend, erwärmbar (u. a. geeignet sind NaCl-0,9 %-Lösung, Ringer-Lösung)

Ziele des Verbandwechsels

AUFGABE 10

1. Wunde →	a) Verhindern einer Einschleppung
2. Keime →	b) Unterstützen durch geeignete Maßnahmen und Wundauflagen
3. Physiologische Heilungsvorgänge →	c) Kontrollieren und beurteilen, ggf. Therapieanpassung

Wundanamnese

AUFGABE 11

1. Patienten- und Angehörigenwissen:	a) U.a. Ernährung, Mobilität, Umgang mit Einschränkungen
2. Wund- und therapiebedingte Einschränkungen:	b) U.a. Frust, Angst, Isolation
3. Psychosoziale Aspekte:	c) U.a. Schmerzen, Juckreiz, Gerüche
4. Bereits vorhandene wundbezogene Hilfsmittel:	d) U.a. druckentlastende Matratze, medizinische Kompressionsstrümpfe
5. Selbstmanagementkompetenzen:	e) U.a. bezüglich der Wundursache

32 PHYSIKALISCHE THERAPIE, ERGOTHERAPIE UND NATURHEILVERFAHREN

Lernsituation

Lea Gärtner ist begeistert. Zuerst war die Pflegeschülerin etwas beunruhigt, als ihr Einsatz auf der Palliativstation und im mitintegrierten Hospiz nahte. Was, wenn ihr die ganzen schweren Schicksalsschläge der zu pflegenden Menschen zu sehr zusetzen würden? War sie wirklich schon bereit, mit diesen Pflegesituationen umzugehen? Tatsächlich hatte sie auch keine richtige Vorstellung von den Pflegemaßnahmen auf diesem Gebiet. Sie war sich sicher, dass viele Medikamente verteilt werden würden. Wahrscheinlich sehr starke Medikamente, bei diesen ganzen unheilbaren Erkrankungen. Von Kolleginnen und Kollegen wusste sie bereits, dass es viele Krebspatientinnen und -patienten zu versorgen gibt. Und nun darf sie das erleben: Eine Form der Pflege, die sie so sehr fasziniert, dass Lea am liebsten sofort hier bleiben würde. Ja, es gibt viele starke Medikamente für die Betroffenen. Aber nicht weniger wichtig scheint unter anderem die Rolle der physikalischen Therapie zu sein. Lea lernt so viel in ihrem Einsatz und freut sich über die symptomlindernden Behandlungen, bei denen sie als Pflegende eine wesentliche Position einnehmen darf!

Physikalische Therapien

AUFGABE 1

1. Aktivierung der Heilkräfte des Körpers durch physikalische Faktoren =	a) Physiotherapie
2. Unter anderem spezielle Bewegungstherapie mit dem Hauptziel, Betroffene bei der (Wieder-)Erlangung physiologischer Bewegungsmuster zu unterstützen =	b) Wickel und Auflagen
3. Wasser wird systemisch für Behandlungszwecke angewendet =	c) Elektrotherapie
4. Körperteile bzw. Körperstellen werden warm, kalt, heiß, trocken oder feucht eingewickelt, bzw. bedeckt =	d) Physikalische Therapie
5. Wärmeenergie wird therapeutisch genutzt =	e) Hydrotherapie
6. Strom wird therapeutisch genutzt =	f) Ergotherapie
7. Fototherapie =	g) Thermotherapie
8. Beschäftigungs- und Arbeitstherapie =	h) Lichttherapie

AUFGABE 2

1. Hydrotherapie	a) Rückbildungsgymnastik nach Schwangerschaft
2. Wickel und Auflagen	b) UV-Strahlung
3. Physiotherapie	c) Kryomanschette
4. Kältetherapie	d) Selbsthilfetraining zum eigenständigen Essen
5. Wärmetherapie	e) TENS (transkutane elektrische Nervenstimulation)
6. Lichttherapie	f) Waschungen
7. Ergotherapie	g) Fangopackung
8. Elektrotherapie	h) Warmer Leberwickel

Zusätze und mögliche Einsatzmöglichkeiten

AUFGABE 3

1. Kamilleblüten	a) Husten, Bronchitis, Halsentzündung (mit heißem Wasser oder in Scheiben geschnitten als Wickel)
2. Leinsamen	b) Ohrenschmerzen, Ohrenentzündungen, Zahnschmerzen, Gelenkentzündungen (kleingeschnitten und angewärmt auf Kompresse oder in Socken)
3. Zwiebel	c) Magen- und Darmkrämpfe, träge Verdauung, Blähungen, Schlafstörungen, Unruhe (als Tee, Aufguss, feucht-warme Kompresse oder Wickel)
4. Zitrone	d) Stirnhöhlenentzündung, Bronchitis, Furunkel (als Brei auf Kompresse)

Wirkung ätherischer Öle

AUFGABE 4

1. Lavendel	a) Kühlend (u. a.)
2. Johanniskraut	b) Beruhigend (u. a.)
3. Pfefferminz	c) Kreislaufanregend (u. a.)
4. Rosmarin	d) Stimmungsaufhellend (u. a.)

Heilpflanzen und Indikationen

AUFGABE 5

1. Kümmel	a) Krämpfe im Magen-Darm-Bereich, Völlegefühl, Blähungen
2. Kürbissamen	b) Leberschäden
3. Weißdorn (Blätter, Blüten)	c) Leichte Herzinsuffizienz, funktionelle Herzbeschwerden
4. Mariendistelfrüchte	d) Dysurie bei Prostatavergrößerung, Reizblase
5. Baldrianwurzel	e) Harnwegsinfekt
6. Ingwerwurzel	f) Nervosität, Schlafstörungen
7. Brennnessel (Blätter, Wurzel)	g) Appetitlosigkeit, Übelkeit, Magenbeschwerden

Pflege und Physiotherapie

AUFGABE 6

1. Physiotherapie und Pflege überschneiden sich z. B. bei …	a) spastischen Störungen und Skoliose.
2. Eine optimal Patientenversorgung erfolgt durch …	b) Kontrakturenprophylaxe.
3. In der Pädiatrie kommt die Physiotherapie oft zum Einsatz bei …	c) Absprachen zwischen Physiotherapeuten und Pflegenden.

Vorsicht!

AUFGABE 7

1. Heiße Wickel →	a) Nicht anwenden, wenn zu pflegender Mensch Geruch nicht mag und/oder allergisch ist!
2. Ölkompressen →	b) Nie mit kochendem Wasser! Gefahr von Verbrennungen!
3. Wärmflaschen →	c) Temperaturempfinden ist individuell! Äußerungen der zu pflegenden Menschen immer ernst nehmen!

Besonderheiten bei Kindern

AUFGABE 8

1. Ätherische Öle →	a) Erst ab 6 Monaten und nur in geringer Konzentration
2. Wickel und Auflagen →	b) Genaue Beobachtung der Reaktionen auf Maßnahmen
3. Kinder mit eingeschränkten verbalen Äußerungsmöglichkeiten →	c) Mit dem Kind, nicht nur am Kind (Kinder immer aktiv mit einbeziehen)
4. Jegliche Maßnahmen →	d) Grundsätzlich weniger heiß oder kalt, da Kleinkinder und Säuglinge empfindlicher auf Temperaturen reagieren

Pflege und Ergotherapie

AUFGABE 9

1. Zu pflegende Menschen →	a) Mut machen, trösten, bei Bedarf motivieren
2. Maßnahmen →	b) Einbeziehen als aktive Gestaltende
3. Unterstützung →	c) Bremsen und in richtige Richtung lenken
4. Falscher Ehrgeiz →	d) Immer mit zu pflegenden Menschen absprechen

IV PROFESSIONELLES PFLEGEHANDELN

IV

33 KOMMUNIKATION IN DER PFLEGE

Lernsituation

Die Praxisanleiterin Azra Sayar befindet sich zusammen mit der Pflegeschülerin Isa Ströber im Patientenzimmer. Im Bad unterstützen sie gerade eine Patientin beim Anziehen und Föhnen nach dem Duschen. Plötzlich hören sie die Bettnachbarin, Gudrun Werner, rufen: „Entschuldigen Sie, dass ich störe. Aber könnte vielleicht einmal jemand kurz auf diese Nadel an der Hand gucken. Da fließt Blut in den Schlauch von der Infusion!" Die Praxisanleiterin hat gerade alle Hände voll zu tun und bittet daher die Auszubildende nachzusehen. Diese verlässt daraufhin das Bad. Da sie die Tür nicht ganz geschlossen hat, kann Azra der Unterhaltung folgen. Frau Werner: „Ach, das ist lieb! Gucken Sie mal, ich weiß nicht ob ich hängengeblieben bin, oder warum …" Doch da fällt Isa ihr schon ins Wort, während sie sich beim Reden zum Infusionsbeutel wendet, anstatt die Patientin anzusehen: „Kein Grund zur Panik, das ist normal!" Frau Werner ist etwas vor den Kopf gestoßen: „Nun, ich habe keine Panik. Dennoch wüsste ich gerne, warum das so ist. Die Hand schmerzt auch seit…" „Ja, das kann schon mal vorkommen. Das ist aber auch keine Nadel, sondern eine Venenverweilkanüle. Nur ein Mini-Schlauch. Das ist wirklich nichts Dramatisches." Die Schülerin beginnt, ohne Blickkontakt den Infusionsschlauch von der Venenverweilkanüle zu entfernen. Die Patientin, mittlerweile etwas verärgert, erwidert: „Nun, junge Dame, dann bitte ich um Verzeihung, dass ich nicht so gut Bescheid weiß wie Sie. Aber Ihnen ist schon bewusst, dass es mein gutes Recht ist, bei Ihnen nachzufragen, wenn ich mir in Bezug auf jegliche Maßnahmen hier unsicher bin?" Isa steckt ihr Hände in den Kasak und antwortet: „Natürlich dürfen Sie das. Aber wir haben alle Hände voll zu tun. Ich habe heute noch keine Mittagspause gemacht und bin irgendwann auch mal kaputt. Dann kann ich es Ihnen ja wohl schnell mal erklären, ohne Stunden damit zu verbringen. Wie gesagt, es ist wirklich nichts Dramatisches!" Plötzlich steht die Praxisanleiterin im Zimmer. Mit ruhiger Stimme und Blickkontakt erklärt sie der Patientin genau, wie es zu dem Blut im Schlauch kommen kann. Dann sieht sie sich genau ihre Hand an und erkundigt sich nach den Schmerzen. Der Patientin ist sie während der Unterhaltung immer zugewandt. Später im Stationszimmer geht sie auf ihre Schülerin zu: „Nun, da ist aber eben einiges bei deiner Kommunikation mit Frau Werner schiefgelaufen, meinst du nicht auch, Isa? Ich denke, das sollten wir nochmal in Ruhe reflektieren."

Verständnisvolles Zuhören – positiv und negativ wirkende Verhaltensweisen

AUFGABE 1

1. Positiv: Blickkontakt …	a) unter Kontrolle halten
2. Negativ: das Gegenüber …	b) nur von der eigenen Perspektive aus betrachten
3. Positiv: eigene Emotionen …	c) reden
4. Negativ: die Situation …	d) zugewandt
5. Positiv: Körperhaltung …	e) herstellen/halten
6. Negativ: sofort selbst …	f) unterbrechen

Kommunikationsformen

AUFGABE 2

1. Verbal	a) Gestik, Gebärden, Mimik, Körperhaltung, Kleidung Verhalten (u. a.)
2. Paraverbal	b) Sprechinhalt sowie Stimmlage, Sprechtempo, Betonung (u. a.)
3. Nonverbal	c) Gebrauch der Sprache

AUFGABE 3

1. Verbale Kommunikation	a) Tablet
2. Paraverbale Kommunikation	b) Erröten
3. Nonverbale Kommunikation	c) Jugendsprache
4. Unterstützte Kommunikation	d) Ratschläge

AUFGABE 4

1. Patient sagt „Nein" und schüttelt dabei den Kopf.	a) Inkongruenz
2. Patientin sagt „Ja" und schüttelt dabei den Kopf.	b) Kongruenz

Den Tonfall deuten

AUFGABE 5

1. Seufzen	a) Aufregung, Unsicherheit
2. Schreien	b) Angst, Wut
3. Flüstern	c) Angst, Sorgen
4. Schnell Sprechen	d) Gelassenheit
5. Langsam Sprechen	e) Angst, Aufmerksamkeit erzielen

Fortsetzung

Die Pflegeschülerin Isa Ströber führte ein längeres Gespräch mit ihrer Praxisanleiterin. Dieses öffnete ihr die Augen. Sie gab zu, zunehmend in ein „Fahrwasser" beim Arbeitsalltag hineingekommen zu sein, wobei sie die Interaktion mit den zu pflegenden Menschen immer mehr aus den Augen verlor. Obwohl es nicht von ihr verlangt wurde, suchte sie nach Dienstschluss erneut Frau Werner auf, um sich zu entschuldigen. Diese Geste stieß auf Freude und Dankbarkeit. Die beiden Frauen unterhielten sich noch eine ganze Weile. Dieses Mal erkannte die Patientin bei der Pflegeauszubildenden Echtheit, positive Wertschätzung und Empathie. Das Gespräch blieb Frau Werner noch lange im Gedächtnis und bereitete ihr viele positive Gedanken.

Klientenzentrierte Gesprächsführung nach Rogers

AUFGABE 6

1. Übereinstimmung des inneren Denkens und Fühlens mit der äußeren Handlung	a) Positive Wertschätzung
2. Keine Urteile fällen, sodass das Gegenüber sich sicher und akzeptiert fühlt. Stattdessen Werte anerkennen	b) Verbalisieren emotionaler Erlebnisinhalte
3. Versuchen, sich In die Gefühlswelt des Gegenübers hineinzuversetzen.	c) Verständnisvolles Zuhören
4. Auf Gegenüber eingehen durch u.a. Kopfnicken oder Blickkontakt	d) Paraphrasieren
5. Aussagen des Gegenübers in eigenen Worten wiederholen	e) Kongruenz/Echtheit
6. Auf mit Gesprächsinhalt zusammenhängenden Gefühlen konzentrieren	f) Empathie

Fragetechniken

AUFGABE 7

1. Geschlossene Frage	a) „Möchten Sie jetzt essen?"
2. Offene Frage	b) „Möchten Sie noch etwas zu trinken, bevor wir beginnen?"
3. Alternativfrage	c) „Möchten Sie jetzt Ihre Bedarfsmedikation oder lieber noch etwas warten?"
4. Einstiegsfrage	d) „Sie sagten, dass Sie zwischendurch noch immer Schmerzen haben. Wo genau sind diese Schmerzen und wie fühlen sie sich an?"
5. Rückfrage	e) „Wie ist es Ihnen nach der letzten Strahlentherapie gegangen?"

Ratschläge an zu pflegende Menschen

AUFGABE 8

1. Vorsicht, der Ratschlag einer Pflegefachperson kann auf Ablehnung stoßen, wenn er …	a) auf ihre Perspektive eingegangen wird.
2. Zu pflegende Menschen fühle sich oft bevormundet, wenn nicht …	b) zuvor nachgefragt wird, ob ein Rat oder die eigene Meinung erwünscht ist, und diese gemeinsam überdacht wird („Was halten Sie davon?").
3. Besser ist es, wenn …	c) überheblich aus der Perspektive des Experten gegeben wird.

Reflexion des eigenen Gesprächsverhaltens

AUFGABE 9

1. Ich weiß, dass ich als professionelle Pflegefachperson …	a) weiterentwickeln kann.
2. Ich verinnerliche immer wieder, dass …	b) mehr Verantwortung als der zu pflegende Mensch trage und mich dementsprechend verhalten muss.
3. Ich erkenne, dass ich mich immer…	c) jeder Mensch seine eigene Realität hat.
4. Ich höre genau hin, wie …	d) ich etwas sage.

Psychologisches Kommunikationsmodell nach Schulz von Thun

AUFGABE 10

1. Sachinhalt →	a) Wozu ich veranlassen will
2. Appell →	b) Was ich von dir halte und wie wir zueinander stehen
3. Beziehung →	c) Was ich von mir selbst kundtue
4. Selbstoffenbarung →	d) Worüber ich informiere

34 HYGIENE

Lernsituation

Der Unterricht beginnt. Die Pflegeauszubildenden des ersten Lehrjahrs sind heute sehr aufmerksam. Das liegt unter anderem daran, dass sie sich kurz vor ihrem ersten Praxiseinsatz befinden. Alle sind schon recht aufgeregt und gespannt, wie sich „das erste Mal in der Pflege“ anfühlen wird. Die Pflegepädagogin Frau Altmann wird ihre Schülerinnen und Schüler heute in das wichtige Thema Hygiene einführen. Hierfür hat sie unter anderem einige praktische Übungen vorbereitet.

Hygienebereiche

AUFGABE 1

1. Arbeitshygiene	a) Z. B. Stressprävention im Berufsalltag
2. Sozialhygiene	b) Z. B. Wohnraumhygiene (u. a. Vermeidung von Schimmelbildung)
3. Umwelthygiene	c) Z. B. Umgang mit sterilen Materialien
4. Psychohygiene	d) Z. B. Umgang mit radioaktiver Strahlung
5. Hygiene in Medizin und Pflege	e) Z. B. Umgang mit enteraler Ernährung
6. Persönliche Hygiene	f) Z. B. Gesundheitserziehung (u. a. Beratung, Schulung)
7. Lebensmittelhygiene	g) Z. B. Händehygiene

Desinfektion

AUFGABE 2

1. Hautdesinfektion	a) Nach Gebrauch, Öffnung
2. Schleimhautdesinfektion	b) Bei Kontaminierung, im Rahmen der allgemeinen Infektionsprophylaxe (routinemäßige Desinfektion), bei der gezielten Desinfektion (z. B. Schlussdesinfektion nach Entlassung)
3. Instrumentendesinfektion	c) Vor transurethraler Blasenkatheterisierung, bei der Mundhygiene, bei Wunden und Nähten
4. Bettendesinfektion	d) Nach Benutzung, bei Verschmutzung
5. Flächendesinfektion	e) Vor Injektionen, Blutentnahme, Punktionen, Operationen

Sachgerechte Entnahme von Sterilgut

AUFGABE 3

1. Verpackung erst …	a) nach dem Öffnen nicht mehr berühren.
2. Verpackungen vorsichtig an der …	b) Staub vermeiden.
3. Verpackung kontaminationsfrei entfalten, also den Inhalt …	c) unmittelbar vor Benutzung öffnen.
4. Während des Vorgangs nicht sprechen, …	d) auf sterilem Arbeitsfeld ablegen.
5. Aufwirbeln von …	e) sterile von unsterilen trennen.
6. Inhalt nur …	f) Peel-Öffnung auseinanderziehen.
7. Materialien:	g) husten oder niesen.

Schutzbekleidung

AUFGABE 4

1. 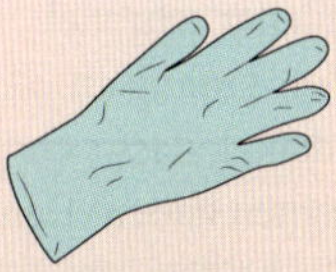	a) Schutz bei möglichem Verspritzen von erregerhaltigem Material; Umgang mit Chemikalien; bestimmte diagnostische Maßnahmen (z. B. Bronchoskopie)
2. 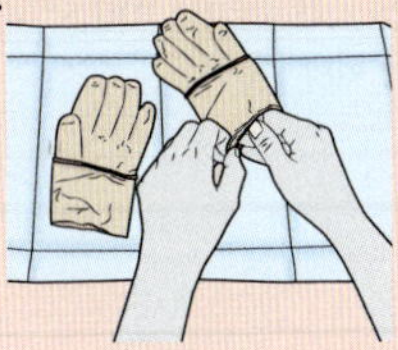	b) Schutz für Pflegende; Umgang mit Blut und Sekreten, Umgang mit kontaminierten Gegenständen, bei Verbandswechsel, Intimpflege, Absaugen; zum Signalisieren von Distanz
3. 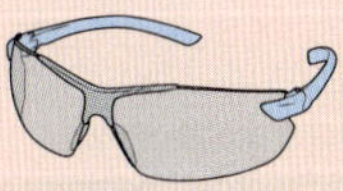	c) Schutz vor Nässe (z. B. bei Körperpflege), Kontakt mit erregerhaltigem Material
4. 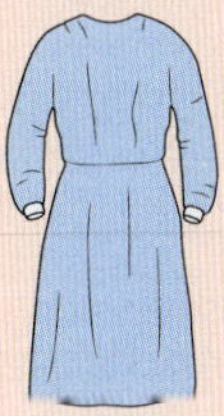	d) Infektionsschutz, z. B. bei transurethraler Blasenkatheterisierung, Verbandswechsel, Punktionen
5. 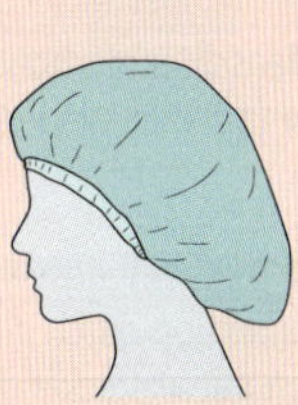	e) Schutz des Personals bei Isolierungsmaßnahmen, Umkehrisolierung, Transport von Patienten mit übertragbaren Krankheiten, invasive Eingriffe mit Infektionsgefahr (z. B. Reinigung großer Wunden), Aerosolbildung (z. B. bei Niesen, im OP)
6. 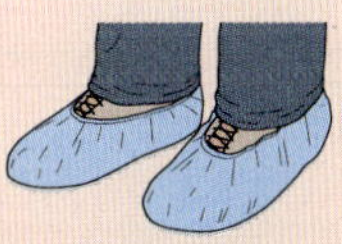	f) Bei aerosolübertragbaren Krankheiten, bei hochansteckenden Krankheiten, bei gesundheitsschädlichen Dämpfen
7. 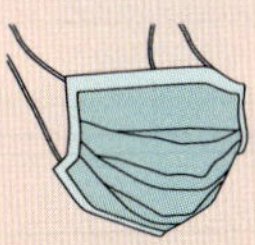	g) Schutz vor Durchnässen (z. B. beim Duschen von zu pflegenden Menschen)
8. 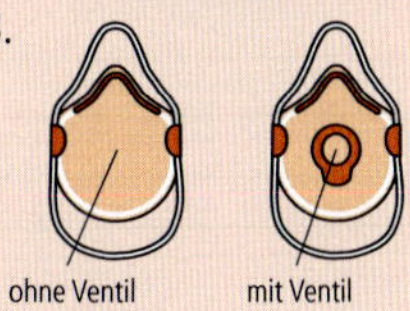	h) Umkehrisolierung, invasive Eingriffe (z. B. Legen eines ZVK), Gefahr von Verspritzen erregerhaltiger Materialien

[L264, L143]

Fortsetzung

Es ist soweit: Die Schülerinnen und Schüler befinden sich in ihrem ersten praktischen Einsatz der Pflegeausbildung. Und auch hier merken sie sehr schnell, dass ihre Praxisanleiterinnen und -anleiter sehr viel Wert auf die korrekten Hygienemaßnahmen legen. Von Anfang an sollen sie diese Vorgänge verinnerlichen. Und das bedeutet, dass sich die Auszubildenden eine ganze Menge Wissen anzueignen haben! Denn Hygienemaßnahmen warten quasi an „jeder Ecke". Die beiden Auszubildenden auf der internistischen Station haben es z. B. heute mit sehr vielen Isolierungen zu tun – eine ganz neue Welt für sie!

AUFGABE 5 Isolierung

1. Quellenisolierung	a) Mehrere zu pflegende Menschen haben die gleiche ansteckende Erkrankung und werden gemeinsam isoliert
2. Kohortenisolierung	b) Schutzisolierung zur Infektionsvermeidung einer abwehrgeschwächten Person
3. Standardisolierung	c) Zu pflegende Menschen mit meldepflichtiger Erkrankung (z. B. Norovirus, Masern)
4. Strikte Isolierung	d) Zu pflegende Menschen mit hoher Infektionsgefahr (z. B. bei Lungentuberkulose)
5. Umkehrisolierung	e) Maßnahmen zur Ausbreitungsvermeidung einer Infektion durch eine infizierten Person mit ansteckender Krankheit

Eigenschutz für Pflegende

AUFGABE 6

1. Hygienemaßnahmen →	a) Beachten, bzw. Empfehlungen durchführen lassen
2. Impfschutz →	b) Gut planen (sich nicht länger als nötig Keimen aussetzen)
3. Schwangere Pflegende →	c) Strikt einhalten
4. Verweildauer in Patientenzimmer →	d) Keine Personen mit ansteckenden Infektionen pflegen

Infektionskette

AUFGABE 7

1. Infektionsquelle →	a) Z. B. Fäkal-oral
2. Übertragung →	b) Z. B. Kontakt mit Personen
3. Eintrittspforte →	c) Z. B. zu pflegender Mensch
4. Empfänger →	d) Z. B. Stoma

Infektionsquellen

AUFGABE 8

1. Exogene Infektionsquelle	a) Personen oder Gegenstände
2. Endogene Infektionsquelle	b) Mund, Genital, Haut, Verdauungstrakt

Hygienische Händedesinfektion

AUFGABE 9

1. Durchführung immer u.a. unmittelbar vor und nach jedem Kontakt mit Patienten	a) Falsch
2. Durchführung nicht nach Kontakt mit Patienten, wenn Schutzhandschuhe getragen wurden	b) Richtig

AUFGABE 10

1. Korrekte Bedienung des Wandspenders	a) Daumen
2. Kreisende Bewegungen in der Handinnenfläche	b) Unterarme
3. Häufig vernachlässigt	c) Ellenbogen
4. Bei potenzieller Kontamination miteinzubeziehen	d) Fingerkuppen

Händehygiene

AUFGABE 11

1. Pflegende achten auf Haut- und Nagelpflege, denn …	a) hierdurch sind Verunreinigungen schlechter sichtbar.
2. Händewaschen reduziert die Keimbelastung, aber …	b) hierdurch besteht eine erhöhte Gefahr der Keimansiedlung und -übertragung.
3. Pflegende tragen die Fingernägel nicht länger als die Fingerkuppen und keine künstlichen Fingernägel, denn …	c) ungepflegte Haut (Risse und Beschädigungen) ist Eintrittspforte für Erreger.
4. Pflegende tragen keinen Nagellack, denn …	d) dies ist nicht so effektiv wie die Händedesinfektion.

35 GESETZE UND VERORDNUNGEN

Lernsituation

Es ist Lucy Jones erster Nachtdienst in ihrer Ausbildung. Gemeinsam geht sie mit ihrem Praxisanleiter durch alle Patientenzimmer und sieht nach den zu pflegenden Menschen. Im Zimmer von Gustav Möller ist es schon ruhig, obwohl das Licht noch an ist. Lucy tritt leise an sein Bett heran und überzeugt sich davon, dass der ältere Herr schon schläft. Dann schaltet sie die Nachtbeleuchtung ein, wünscht ihm noch ganz leise eine gute Nacht und ist auf dem Weg, das Zimmer wieder zu verlassen. Plötzlich fällt ihr etwas ein: Letztens im Frühdienst ist Herr Möller beim Versuch, alleine aufzustehen, vom Stuhl auf den Boden gefallen. Zum Glück ist nichts passiert, denn eine OP wäre in seinem aktuellen Zustand sehr riskant, erklärte ihr die Ärztin. Lucy geht auf Nummer sicher und zieht auf beiden Seiten die Bettgitter nach oben. Jetzt kann ihm nichts passieren! Ihr Praxisanleiter hat alles beobachtet, tritt mit ihr wieder an das Bett und klärt sie auf.

Freiheitsberaubung

AUFGABE 1

1. Schutzbereich →	a) Anbringen von Bettgittern oder Vorsatztisch ohne Einwilligung des zu pflegenden Menschen; Fixierungen jeder Art; Verschließen von Zimmern oder Gebäudeteilen; Medikamente zur Fortbewegungsunfähigkeit
2. Strafbares Verhalten →	b) Gewährleisten, dass der natürliche Fortbewegungswille befriedigt werden kann; Fortbewegungsfreiheit eines Menschen in dem Rahmen, wie er sie ausüben kann, ermöglichen

Notwendigkeit freiheitsentziehender Maßnahmen und Vermeidung der Strafbarkeit

AUFGABE 2

1. Vorherige Genehmigung durch …	a) Notwendigkeit (Akutmaßnahmen aufgrund von Notstand; nur unter Beachtung weiterer Voraussetzungen gerechtfertigt!)
2. Kurzfristig eintretende, medizinische …	b) die Betroffenen
3. Vorherige Einholung des Einverständnisses durch …	c) das Betreuungsgericht

Verantwortlichkeit und Haftung

AUFGABE 3

1. Der Arzt oder die Ärztin haften für …	a) Durchführungsverantwortung.
2. Pflegefachpersonen tragen bei Qualifizierung durch Ausbildung/Studium …	b) die Übernahmeverantwortung.
3. Der Arzt oder die Ärztin tragen die …	c) Kontrollverantwortung bei der unmittelbaren Delegation an nichtärztliches Personal.
4. Pflegefachpersonen haften für Fehler bei der Durchführung einer Maßnahme, einschließlich deren Dokumentation. Sie tragen also die …	d) die korrekte und vollständige Anordnung einer Maßnahme.
5. Die verantwortliche Pflegefachperson bei einem ambulanten Pflegedienst (PDL) trägt die …	e) Anordnungsverantwortung, Organisationsverantwortung und die Kontrollverantwortung in Bezug auf die von ihr ausgewählten Pflegefachpersonen und deren Durchführungen.

Definitionen

AUFGABE 4

1. Delegation	a) Abwehr von Gefahren, die durch psychisch kranke Menschen für die Allgemeinheit oder deren eigenes Leben/Gesundheit entstehen
2. Remonstrationsrecht	b) Übertragung von Aufgaben zur Arbeitsteilung
3. Betreuungsrecht	c) Pflegefachpersonen verweigern die Übernahme von Tätigkeiten, zu denen sie rechtlich nicht befugt sind
4. Unterbringungsrecht	d) Sicherung der Teilhabe am täglichen Leben für Menschen, die ihre eigenen Interessen selbst nicht mehr ausreichend wahrnehmen können
5. Substitution	e) Selbstständige Übernahme heilkundlicher Tätigkeiten ohne ärztliche Anordnung durch qualifizierte Pflegefachpersonen

Fortsetzung

Die Pflegeschülerin Lucy Jones hat ihre ersten Nachtdienste gut überstanden und nebenbei auch noch sehr viel in Bezug auf freiheitsbeschränkende Maßnahmen gelernt. Nun ist wieder Schulblockwoche. Unterrichtsthemen sind unter anderem die Gesetze zur Pflegeausbildung sowie Arbeitsrecht und Arbeitsschutzrecht. Lucy interessiert das sehr. Sie freut sich schon wahnsinnig darauf, endlich als qualifizierte Pflegefachfrau arbeiten zu können. Aber genauso wichtig ist es ihr, ein gesundes und zufriedenes Arbeitsleben zu führen. Sie hat sich fest vorgenommen, jeden Arbeitgeber bei Verstoß sofort auf ihre Rechte als Arbeitnehmerin aufmerksam zu machen. Lucy hat ein gesundes Selbstbewusstsein. Das möchte sie nun mit so viel Fachwissen wie möglich paaren, sodass sie stets weiß, was ihr als Pflegefachfrau zusteht. Sie liebt diese Profession, aber sich aufzuopfern und die eigene Gesundheit zu gefährden ist ihrer Meinung nach nicht der richtige Weg, um sie voranzubringen.

Arbeitsrecht

AUFGABE 5

1. Arbeitszeitgesetz	a) Beschäftigungsverbote wie z. B. keine Beschäftigung für Jugendliche bis zu 15 Jahren, höchstens 40 Stunden-Woche bei Jugendlichen bis zu 18 Jahren oder Beschäftigungsverbot an Schultagen (bei mehr als 5 Unterrichtsstunden)
2. Bundesurlaubsgesetz	b) Beschäftigungsverbote wie z. B. schweres Heben, Nachtschichten, infektiösen Materialien und gefährlichen Substanzen oder Strahlungen
3. Entgeltfortzahlungsgesetz	c) Bei akuter Erkrankung von Angehörigen kann sich der Arbeitnehmer bis zu 10 Tage pro Jahr freistellen lassen (Fortzahlung des Arbeitsentgelts in Arbeitsvertrag vereinbaren!)
4. Mutterschutzgesetz	d) Festlegung eines jährlichen Mindesturlaubs von 24 Werktagen (in der Praxis ca. 30 Arbeitstage üblich)
5. Jugendarbeitsschutzgesetz	e) Festlegung von Höchstarbeitszeiten, Pausen und Mindestruhezeiten zwischen Schichten (Prävention von Überforderung und damit verbundenen Gesundheitsschäden)
6. Pflegezeit- und Familienpflegezeitgesetz	f) Lohn wird bei Erkrankung zunächst für 6 Wochen weitergezahlt

Arbeitsvertrag – Pflichten der Arbeitnehmerinnen und Arbeitnehmer

AUFGABE 6

1. Vorgegebene Leistungen müssen so gut wie möglich erbracht werden	a) Verschwiegenheitspflicht
2. Anordnungen sind zu befolgen (ausgenommen Ordnungswidrigkeiten und Straftaten)	b) Wettbewerbsverbot
3. Interessen des Betriebs wahren	c) Treuepflicht
4. Nichts nach außen preisgeben	d) Pflicht zur Arbeitsleistung
5. Keine Konkurrenz zum Betrieb durch Selbstständigkeit oder ähnliche Tätigkeit in anderem Betrieb	e) Pflicht zum Gehorsam

Sterbehilfe

AUFGABE 7

1. Indirekte Sterbehilfe (primär leidenslindernde Maßnahmen unter Inkaufnahme des Todes)	a) Strafbar nach § 216 StGB
2. Aktive Sterbehilfe (gezielte Tötungshandlung des Sterbehelfers)	b) Straffrei

Strafrecht

AUFGABE 8

1. Einsicht in Dokumente durch Unbefugte zulassen (u. a.)	a) Aussetzung
2. Injektion ohne Aufklärung oder Einwilligung der zu behandelnden Person (u. a.)	b) Verstoß gegen die Schweigepflicht
3. Manipulierung oder nicht als solche ersichtlich gekennzeichnete Ergänzung von Dokumentationen (u. a.)	c) Körperverletzung
4. Absperren des Zimmers zur Nachtzeit (u. a.)	d) Urkundenfälschung
5. Verlassen der Sitzwache eines vital gefährdeten zu pflegenden Menschen (u. a.)	e) Freiheitsberaubung

Ausnahmen von der Schweigepflicht

AUFGABE 9

1. Bei Verdacht auf …	a) Kindesmisshandlungen (Weitergabe von Informationen an Jugendamt gemäß dem Gesetz zur Kooperation und Information im Kinderschutz, KKG).
2. Auftreten bestimmter …	b) Infektionskrankheiten (Weitergabe von Informationen an das Gesundheitsamt gemäß Infektionsschutzgesetz, IfSG)

Unterlassene Hilfeleistung und Aussetzung

AUFGABE 10

1. Die demente Bewohnerin Gerlinde Novak stürzt und zieht sich eine Wunde zu. Die Wunde wird von den Pflegefachpersonen nicht versorgt. Die Wunde heilt jedoch trotzdem und entstehen keine gesundheitlichen Folgen.	a) Strafbarkeit wegen Aussetzung
2. Die demente Bewohnerin Gerlinde Novak stürzt und zieht sich eine Wunde zu. Die Wunde wird von den Pflegefachpersonen nicht versorgt. Die Wunde entzündet sich daraufhin aufgrund nicht erfolgter Desinfektion.	b) Strafbarkeit wegen unterlassener Hilfeleistung
3. Pfleger Jan Dreifuß wurde durch den diensthabenden Arzt dazu beauftragt, Sitzwache bei Anna Döller zu halten. Diese leidet an einer psychischen Erkrankung und wurde als suizidgefährdet eingestuft. Während sie ganz fest schläft, möchte Jan nur schnell zwei Züge von seiner Zigarette vor dem Eingang der Psychiatrie nehmen. Als er wiederkommt, schläft Frau Döller nach wie vor tief und fest.	c) Strafbarkeit wegen Körperverletzung durch Unterlassen

36 ETHIK

Lernsituation

Die Pflegeschüler Ibrahim und Leonard unterhalten sich während ihrer Dienstpause: „Ethik, ich raff´ das irgendwie überhaupt nicht. Ich werd´ so durchfallen nächste Woche bei der Prüfung!", sorgt sich Leonard. Ibrahim beruhigt ihn: „Ach, was, das schaffen wir schon. Es gibt halt einiges, was man auswendig lernen muss. Aber ich find´s ehrlich gesagt total interessant!" Leonard überlegt: „Naja, eigentlich muss man ja nur seinem gesunden Menschenverstand vertrauen und überlegen, wie wäre spontan meine Entscheidung in gewissen Situationen? Oder anders formuliert: Was sagt mein Bauchgefühl dazu, ob etwas richtig oder falsch ist?" Ibrahim kann seinem Freund in diesem Punkt überhaupt nicht zustimmen: „Damit genau das eben nicht passiert, ist Ethik für Pflege und Medizin so wichtig. Es soll eben nicht aus dem Bauch heraus entschieden, sondern anhand von fundiertem Wissen nach Lösungswegen gesucht werden." „Na, toll! Ich sags ja! Das war's für mich!" Ibrahim lacht: „Quatsch! Ich erkläre es dir gerne noch mal in Ruhe!"

Ethisches Handeln

AUFGABE 1

1. Individualethik →	a) Bemühung bezüglich eines gelungenen Lebens
2. Sozialethik →	b) Bemühen nach mehr Gerechtigkeit im sozialen Miteinander

Grundbegriffe

AUFGABE 2

1. Werte:	a) Regeln, welche für menschliches Verhalten gelten und von Gesetzen oder Werten abgeleitet sind
2. Normen:	b) Auslösen einer unangenehmen Bewusstheit, sobald Überzeugungen missachtet werden
3. Moral:	c) Ethische Zielvorstellungen und Grundüberzeugungen, welche für einzelne Personen oder Gruppen erstrebenswert sind (z. B. Toleranz, Freiheit)
4. Kultur	d) Summe von Normen und Werten, die als verbindlich gelten (entspricht dem Anspruch einer Gruppennorm)
5. Gewissen	e) Summe der Moralvorstellung in einer Gruppe oder Gemeinschaft

Ethische Prinzipien

AUFGABE 3

1. Gesinnungsethik	a) Vermehrung von Glück und individuelle Vermeidung von Schmerz oder Frustration.
2. Formale Ethiken	b) Handlungen werden vollzogen aufgrund von verbindlichen Vereinbarungen.
3. Prinzipienethik	c) Handeln wird an eine bestimmte Gesinnung gebunden.
4. Hedonismus	d) Abwägendes Handeln vor dem Hintergrund einer Absicht.
5. Utilitarismus	e) Handeln aufgrund von Prinzipien.
6. Werteethik	f) Ein Wert wird dem zugeschrieben, was dem Einzelnen lieb und teuer ist.
7. Kontraktethik	g) Möchte ich, dass sich alle Menschen für meine Handlungsmaxime entscheiden?
8. Verantwortungsethik	h) Absehbare Folgen eines Handelns werden berücksichtigt.

AUFGABE 4

1. „Mein Glaube und die daraus entstandene Überzeugung erlauben mir nicht, diese Therapie zu erhalten."	a) Prinzipienethik
2. „Mein oberstes Ziel ist es, mein Leben in vollen Zügen zu genießen. Natürlich nur indem ich niemanden dabei schade."	b) Kontraktethik
3. Es liegt in meiner Verantwortung, dass es dieser Patientin bald wieder besser geht. Daher ist die Therapie, welche dies am ehesten gewährleistet, die beste Maßnahme!"	c) Werteethik
4. „Oberstes Prinzip, ist das der Patient am Leben bleibt."	d) Gesinnungsethik
5. „Für mich persönlich steht Ehrlichkeit an oberster Stelle. Daher werde ich auch keine „Notlüge" akzeptieren!"	e) Verantwortungsethik
6. „Es ist nicht in Ordnung, wenn ich die Patientin so behandle, denn ich würde es für mich auch nicht so wollen."	f) Utilitarismus
7. „Ich weiß, dass die Bewohnerin gerade sehr traurig ist, aber wir können nur eine begrenzte Zeit bei ihr bleiben. Ansonsten haben wir nicht mehr genug Zeit, um eine gute Pflege für die restlichen Bewohner und Bewohnerinnen zu gewährleisten."	g) Hedonismus
8. „Wir haben bei der Übergabe vereinbart, dass ich eine Patientin übernehme, um die Kollegin zu entlasten."	h) Formale Ethiken

Fortsetzung

Zurück im Dienst kommen die beiden Pflegeauszubildenden nochmals auf das Thema Ethik: „Weißt du, Ibrahim, im Grunde verstehe ich das ja alles. Und ich erlebe immer wieder Patientensituationen, bei denen ich mir denke: Was ist jetzt richtig und was ist falsch? Und wie soll man jetzt hier eine Entscheidung treffen? Und dann ist das Wissen bezüglich ethischem Handeln so was von wichtig! Ich wünschte, ich hätte da so den Durchblick wie du! Aber ich frage mich immer, wie komme ich überhaupt dahin, mögliche Entscheidungen in Betracht ziehen zu können? Weißt du, was ich meine? Es gibt diese ganzen Prinzipien und Definitionen, aber wie wende ich das in der Praxis an?" Ibrahim versteht …

Der Weg zum ethischen Handeln

AUFGABE 5

1. Erster Schritt:	a) Moralische und ethische Bewertung
2. Zweiter Schritt:	b) Analyse der Situation
3. Dritter Schritt:	c) Ermittlung von Handlungsoptionen
4. Vierter Schritt:	d) Auswahl der bestmöglichen Handlungsoption
5. Fünfter Schritt:	e) Wahrnehmung der Situation

Rechte hilfe- und pflegebedürftiger Menschen (u. a.)

AUFGABE 6

1. Recht auf Hilfe zur …	a) Beratung und Aufklärung
2. Recht auf körperliche …	b) Selbsthilfe
3. Recht auf Pflege, …	c) Betreuung und Behandlung
4. Recht auf Information, …	d) und seelische Unversehrtheit, Freiheit und Sicherheit

Rechte schwerstkranker und sterbender Menschen (u. a.)

AUFGABE 7

1. Recht auf Sterben unter …	a) Bedürfnissen entsprechende Betreuung und Begleitung
2. Recht auf umfassende, den individuellen …	b) internationaler Empfehlungen und Standards in der Palliativversorgung.
3. Recht auf angemessene, qualifizierte, bei Bedarf …	c) multiprofessionelle Behandlung und Begleitung
4. Recht auf Berücksichtigung etablierter und anerkannter …	d) würdigen Bedingungen

Ethische Prinzipien in der Pflege nach Beauchamp und Childress

AUFGABE 8

1. Selbstbestimmung →	a) Pflegende respektieren die Autonomie des zu pflegenden Menschen.
2. Schadens-vermeidung →	b) Pflegende handeln zum Wohle des zu pflegenden Menschen.
3. Fürsorge →	c) Pflegende behandeln alle zu pflegenden Menschen gleich, unabhängig von Herkunft, Religiosität, Geschlecht, Alter, Bildung, sozialer Status.
4. Gerechtigkeit →	d) Pflegende fügen den zu pflegenden Menschen keinen Schaden zu.

Soziale Gerechtigkeit

AUFGABE 9

1. Verfahrens-gerechtigkeit	a) Zuordnung von beschränkten Ressourcen an potenzielle Verwender
2. Verteilungs-gerechtigkeit	b) Herstellung von Regelwerken, durch welche die Gleichheit aller Menschen in unserer Gesellschaft sichergestellt ist

Ethik in der Organisation – Definitionen

AUFGABE 10

1. Organisationsethik =	a) Gremium zur Entwicklung von ethischen Leitlinien
2. Ethische Fallbesprechung =	b) Verfahren zur Lösung einer ethischen Fragestellung eines Patienten oder Bewohners
3. Ethikkomitee =	c) Lehre von der Normbildung und Moral in einem Unternehmen
4. Ethikkoordinator =	d) Person, die dafür zuständig ist, für ethische Probleme systematisch eine Lösung zu finden

37 PFLEGEWISSENSCHAFT

Lernsituation

Die Bewohnerin Anna Helmer hat ihr Nachthemd angezogen und macht sich bettfertig. Die Pflegefachfrau Karin Bertel unterstützt sie dabei. Zuvor hat sie sich noch vergewissert, dass Frau Helmers Hautzustand, insbesondere am Steißbein, intakt ist. In letzter Zeit gab es hier Anzeichen für die Entstehung eines Dekubitus. Sofort wurden pflegerische Maßnahmen zur Dekubitusprophylaxe in die Pflegeplanung miteingebunden. Und auch die Kontrakturenprophylaxe spielt mittlerweile bei der 94-jährigen Dame eine wesentliche Rolle. Frau Helmer ist von der Pflege, die sie in dieser Pflegeeinrichtung erhält, positiv überrascht: „Ich finde das ganz toll, wie Sie Ihren Beruf ausüben! Das wäre auch was für mich gewesen, als ich noch jung war. Ich glaube, da hätte ich große Freude dran gehabt! Aber wissen Sie, früher war das auch alles noch anders. Ich habe gehört, dass man Pflege heute sogar studieren kann! Stimmt das?“ Karin Bertel lächelt und nickt. Frau Helmer fährt fort: „Toll! Das finde ich so richtig toll! Auch verständlich! Irgendwo muss ja das ganze Wissen herkommen! Sie könnten hier ja unheimlich viel Humbug veranstalten ohne Fachwissen, oder? Stimmt doch, oder? Haben Sie dann Unterricht bei Ärzten, oder?“ Die Pflegefachfrau klärt die Bewohnerin kurz ein wenig auf und erklärt ihr unter anderem: „Ärztinnen und Ärzte unterrichten Pflegende eigentlich nur noch auf ihren Fachgebieten. Ansonsten beziehen wir unser Wissen aus der Pflegewissenschaft, bzw. der Pflegeforschung. Das ist sehr interessant. Wenn Sie möchten, kann ich Ihnen dazu auch noch etwas mehr erzählen. Aber besser tagsüber. Ich denke, jetzt wollen Sie lieber schlafen, oder?“ Frau Helmer stimmt zu: „Ja, das stimmt. Aber nicht vergessen! Vielleicht gehe ich doch nochmal in die Lehre!“

Forschungsansätze

AUFGABE 1

1. Quantitative Forschung	a) „Weiche Daten“: Verbale Beschreibungen
2. Qualitative Forschung	b) „Harte“ Daten: Zahlenmaterial

Definitionen

AUFGABE 2

1. Pflegewissenschaft …	a) beschäftigt sich mit dem Menschen und seinem Gesundheitszustand sowie seiner Umwelt und Möglichkeiten für professionelle Pflegehandlungen.
2. Pflegeforschung …	b) beschreibt den Ablauf einer Forschungsarbeit.
3. Forschungsdesign …	c) beschäftigt sich unter anderem mit Fragen aus der direkten Pflegepraxis, um durch die Entwicklung von wissenschaftlich fundiertem Grundlagenwissen die Pflegequalität zu sichern und zu verbessern.
4. Forschungsprozess …	d) legt den Weg für das Arbeiten bei einer Forschungsarbeit fest.
5. Forschungsanwendung …	e) ist die systematische Integration von Forschungserkenntnissen in die Pflegepraxis.

Fünf Phasen der Forschungsanwendung

AUFGABE 3

1. Ausgangspunkt:	a) Vorliegende Ergebnisse → Entwicklung von Neuerungen für Praxis → Berücksichtigen von Voraussetzungen und Ressourcen
2. Recherche:	b) Gewünschte Ziele erreicht? → Vor- und Nachteile → Patientenmeinung
3. Planungsphase:	c) Problem aus Praxis → gezielte Fragenformulierung
4. Phase der Erprobung:	d) Strategieentwicklung → dauerhafte Einführung
5. Übernahme der Neuerung:	e) Frage → Suche nach Forschungsarbeiten → Ergebniszusammenfassung → Auf Praxisproblem übertragbar?

Pflegerische Entscheidungen unter Bezugnahme auf die vier Komponenten einer evidenzbasierten Pflege

AUFGABE 4

1. Expertise, also …	a) Verhaltensweisen der Patienten und ggf. Angehörigen
2. Ziele, Bedürfnisse, Vorstellungen und …	b) (Pflege-)Forschung
3. Umgebungsbedingungen, Anreize und …	c) Wissen und Erfahrungen der Pflegenden
4. Ergebnisse der …	d) Ressourcen

Evidence-based Nursing (EBN)

AUFGABE 5

1. Wörtlich übersetzt =	a) Auf Beweise gestützte Pflege
2. Konzept =	b) Forschungsarbeiten auf Vertrauenswürdigkeit und Anwendbarkeit prüfen
3. Wesentlicher Gedanke =	c) Einbezug bester wissenschaftlicher Belege in die Pflegepraxis

AUFGABE 6

1. Jede Forschungsarbeit eignet sich nach Prüfung für die Einführung in die Praxis.	a) Richtig
2. „Wissenschaftlich" beschreibt zunächst nur die Methodik, nicht aber die Qualität einer Erkenntnisfindung.	b) Falsch

AUFGABE 7

1. Forschungsergebnisse	a) Externe Evidenz
2. Ergebnis gemeinsamer Klärung von Zielen und Vorstellung unter Begegnung von zu pflegenden Menschen und Pflegefachpersonen	b) Interne Evidenz

Alltagswissen vs. wissenschaftliche Erkenntnis

AUFGABE 8

1. Alltagswissen = subjektiv, vs. wissenschaftliche Erkenntnis =	a) Beweisbar, prüfbar, an Gütekriterien orientiert
2. Alltagswissen = ohne Angaben zur Situation, in der Erfahrung gewonnen wurde, vs. wissenschaftliche Erkenntnis =	b) Klare Angabe für welche Situation und welche Zielgruppe Wissen gültig ist
3. Alltagswissen = „Bis jetzt hat es immer geklappt! Das wird halt so gemacht!" vs. wissenschaftliche Erkenntnis =	c) Veröffentlichungen (Zeitschriften, Bücher etc.), die vorab durch ein Gremium geprüft wurden
4. Alltagswissen = meist in Gedanken gemerkt, selten verschriftlicht, vs. wissenschaftliche Erkenntnis =	d) Objektiv

Evidenzquellen

AUFGABE 9

1. Leitlinien ...	a) sind systematisch entwickelte Dokumente zur schnellen Entscheidungsfindung in Pflegesituationen.
2. Expertenstandards ...	b) geben methodengeleitet Empfehlungen für komplexe pflegerische Aufgaben.

V SPEZIELLE PFLEGESETTINGS

38 PFLEGE BEI SCHWANGERSCHAFT UND GEBURT

Lernsituation

Darya Fasi liegt auf der Untersuchungsliege. Sie ist voller Vorfreude, aber auch sehr nervös. An ihrem Bauch ist ein CTG angelegt, worüber die Herztöne ihres ungeborenen Kindes überwacht werden. Da sie nun schon acht Tage über dem errechneten Geburtstermin ist, soll die Geburt heute eingeleitet werden. Die Pflegefachfrau Christina Klänger hat sie auf der Geburtenstation aufgenommen und zum Kreißsaal begleitet. Nun übernehmen die Hebammen und die heute diensthabende Ärztin. Die Pflegerin bemerkt die starke Anspannung der werdenden Mutter. Sie greift kurz ihre Hand und verabschiedet sich vorerst mit den Worten: „Sie machen das alles ganz toll! Ich denke, nachdem Ihnen gleich das Gel zur Einleitung von der Hebamme eingeführt worden ist, können Sie erst einmal wieder zurück auf Station in ihr Zimmer. Für gewöhnlich dauert es doch immer etwas, bis die ersten Wehen einsetzen. Ich habe auf jeden Fall noch ein paar Stunden Dienst und bin für Sie da! Wenn Sie denken, dass es losgeht, melden Sie sich! Natürlich auch gerne, wenn ich sonst etwas für Sie tun kann." Die Frauen lächeln sich an und Frau Fasi atmet tief ein und aus, bis sie mit leiser Stimme sagt: „Ich habe so wahnsinnige Angst vor den Schmerzen! Es ist mir peinlich, das so zu sagen, vor allem, weil ich mich für eine natürliche Geburt ohne PDA entschieden habe. Aber jetzt gerade habe ich richtig Angst." Frau Fasi steigen die Tränen in die Augen. Die Pflegefachfrau hält ihre Hand weiterhin und sagt: „Frau Fasi, Sie bekommen ein Kind. Ihnen muss hier überhaupt nichts peinlich sein!" In dem Moment betritt die Hebamme den Raum. Beide nehmen sich Zeit, mit Frau Fasi beruhigend zu sprechen und sie über die weiteren Schritte aufzuklären.

Fachbegriffe

AUFGABE 1

1. Pränatale Diagnostik	a) Beginn des Wochenbetts
2. Gestosen	b) Fehlgeburt
3. Abort	c) Normale, vaginale Geburt
4. CTG	d) Erkrankungen der Schwangeren, welche ursächlich durch die Schwangerschaft bedingt sind
5. Spontanpartus	e) Kardiotokografie (Aufzeichnung von kindlichen Herztönen und Wehentätigkeit)
6. Postplazentaperiode	f) Untersuchungen während der Schwangerschaft, um Erkrankungen des Kindes vor der Geburt zu diagnostizieren

Lagen des Kindes im Uterus

1. Schädellage (Längslage)
2. Beckenendlage (Längslage)
3. Querlage
4. Schräglage

a)

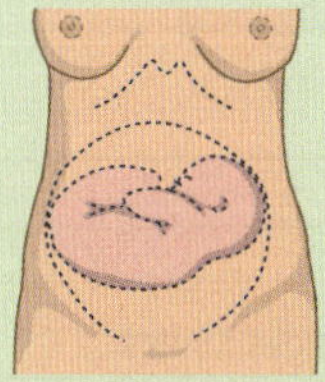

b)

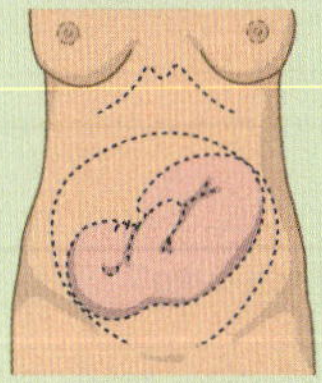

c)

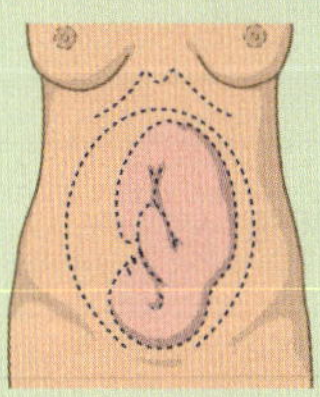

d)

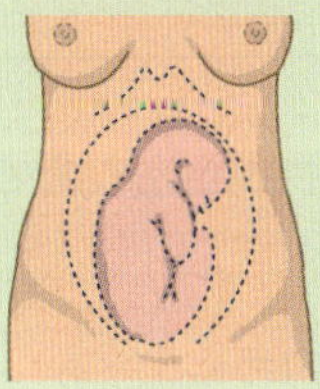

AUFGABE 2

[L138, L143]

Untersuchung vor oder während der Geburt

AUFGABE 3

1. Der Fundusstand des Uterus …	a) beschreibt die Beziehung der Körperteile des Kindes zueinander. Besonders die Beziehung zwischen kindlichem Kopf und kindlichem Rumpf wird hierbei betrachtet.
2. Die Lage des Kindes …	b) ist die Bezeichnung des vorangehenden Kindsteils.
3. Die Haltung …	c) bezieht sich auf die Höhe des oberen Gebärmutterrands im Verlauf der Schwangerschaft.
4. Die Poleinstellung …	d) bezieht sich auf den kindlichen Rücken in Längslage.
5. Die Einstellung …	e) wird gemessen im Verhältnis der Längsachse des Kindes zur Längsachse des Uterus.
6. Die Stellung …	f) ist die Beziehung des vorangehenden kindlichen Körperteils zum Geburtskanal.

Stellung

AUFGABE 4

1. I. Stellung =	a) Rücken nach links
2. II. Stellung =	b) Rücken nach rechts

Haltung des kindlichen Kopfes

AUFGABE 5

1. 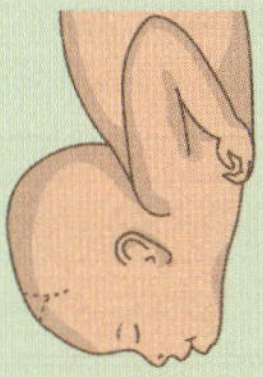

2. 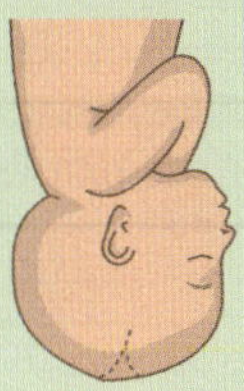

3. 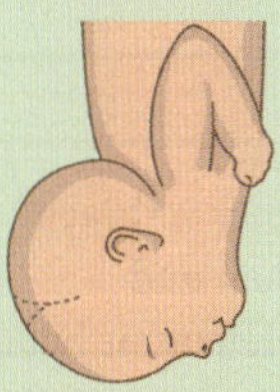

4. 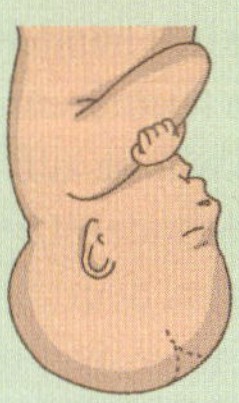

[L138, L143]

a) Regelrechte Hinterhauptslage

b) Gesichtslage

c) Stirnlage

d) Vorderhauptslage

Schwangerschaftskomplikationen

AUFGABE 6

1. Hypertensive Schwangerschaftserkrankungen	a) Leitsymptom: Übermäßig starkes Erbrechen
2. Hyperemesis gravidarum	b) Leitsymptom: starke Unterbauchschmerzen
3. Vorzeitige Plazentalösung	c) Leitsymptom: Hypertonie
4. Drohende Frühgeburt	d) Leitsymptom: vorzeitiges Einsetzen von Wehen (äußern sich auch als uncharakteristische Rückenschmerzen)

Fortsetzung

Frau Fasi hat nun schon einige Stunden auf ihrem Zimmer verbracht. Glücklicherweise konnte sie sich hierbei etwas entspannen und ausruhen. Die beruhigenden Worte von Pflegerin und Hebamme haben ihr sehr geholfen. Doch plötzlich tut sich etwas. Da es ihr erstes Kind ist, weiß sie zunächst nicht, ob es sich wirklich schon um Wehen handelt. Und selbst wenn, hat sie gehört, dass man mit den ersten leichteren Wehen eh wieder aus dem Kreißsaal geschickt wird. Das will sie auf keinen Fall! Sie entschließt sich abzuwarten. Nach einer Stunde sitzt sie auf ihrem Bett und atmet gekonnt ein und aus, wie sie es bei dem Geburtsvorbereitungskurs gelernt hat. Die Atmung wird intensiver und die Wehen stärker. Frau Fasi ist bereits so in ihrer Welt, dass sie gar nicht bemerkt, dass nun wirklich der Zeitpunkt gekommen wäre, eine Pflegefachperson zu rufen. Zum Glück kommt Christina Klänger herein, da sie ohnehin nach ihr sehen wollte. Die Pflegefachfrau erkennt sofort, dass es Zeit ist für den Kreißsaal: „Frau Fasi, können Sie gehen, oder soll ich einen Rollstuhl holen? Warum? Nun, ich glaube es dauert nicht mehr lange, bis Sie ihr Baby im Arm halten!“ Die Pflegerin lächelt und unterstützt die werdende Mutter beim Aufstehen.

Geburt

AUFGABE 7

1. Wehen:	a) Ruptur der Fruchtblase
2. Spontanpartus:	b) Nach der Geburt
3. Blasensprung:	c) Normale, regelhafte Geburt eines reifen, normalgewichtigen Kindes aus vorderer Hinterhauptslage nach 38–42 Schwangerschaftswochen
4. Post partum:	d) Schmerzhafte Kontraktion der Gebärmuttermuskulatur

Unterteilung der Wehen

AUFGABE 8

1. Übergangswehen →	a) Lösung der Plazenta
2. Senkwehen →	b) Unregelmäßiges Ziehen in der Leistengegend um die 36. SSW; Lassen das Kind tiefer treten
3. Eröffnungswehen →	c) Kind wird hierdurch nach vollständiger Muttermundöffnung geboren
4. Austreibungs- und Presswehen →	d) Rückbildung des Uterus (Wochenbett)
5. Nachgeburtswehen →	e) Schmerzloses Hartwerden des Bauches
6. Nachwehen →	f) Muttermund weitet sich; Wehen werden regelmäßig, stärker und schmerzhafter

Dammriss

AUFGABE 9

1. Dammrisse Grad I und II müssen …	a) auf weichen Stuhlgang geachtet werden (Grad III, IV).
2. Bei einem Dammriss Grad III muss …	b) Einläufe oder Suppositorien gegeben werden (Grad III, IV).
3. Bei einem Dammriss Grad IV muss …	c) durch Dammnaht versorgt werden.
4. Bei der Pflege soll …	d) der äußere Schließmuskel rekonstruiert werden.
5. Es dürfen keine …	e) zusätzlich die anorektale Mukosa repariert werden, um eine Stuhlinkontinenz auszuschließen.

Fortsetzung

Es ist geschafft! Acht Stunden später wird Frau Fasi im Patientenbett von einer Pflegefachfrau wieder auf die Geburtenstation gefahren. In ihren Armen liegt die kleine Lea. Die stolze Mutter kann ihr Glück kaum fassen. Die ganze Schwangerschaft über plagten sie große Ängste. Ängste, dass sie auch dieses Kind verlieren könnte, nachdem sie vor zwei Jahren eine Fehlgeburt in der 15. Schwangerschaftswoche erleiden musste. Doch nun ist sie da und die Welt war noch nie so schön wie in diesem Augenblick.

Abort

AUFGABE 10

1. Bei einem Abort …	a) liegt das Gewicht des Kindes über 500 g, ohne Lebenszeichen nach der Geburt.
2. Bei einer Totgeburt …	b) eine Frau in einer absoluten Ausnahmesituation zu betreuen. Psychische Begleitung ist wesentlicher Bestandteil der Pflege.
3. Für die Pflege bedeutet eine drohende und auch unabwendbare Fehlgeburt, …	c) die Konfrontation von trauernden Frauen mit glücklichen Müttern so gut wie möglich zu vermeiden.
4. Nach einer Fehlgeburt oder Totgeburt gilt es, …	d) handelt es sich um eine Fehlgeburt, also die vorzeitige Ausstoßung eines Embryos oder Fetus mit einem Gewicht unter 500 g und Fehlen aller Lebenszeichen.

Pflege bei Spätabort, Totgeburt oder sterbendem Kind

AUFGABE 11

1. Raum geben, um die Situation …	a) einen Namen zu geben.
2. Genug Zeit, um …	b) anzuschauen und zu berühren (Kind in Decke wickeln und Eltern Kontakt ermöglichen).
3. Eltern ermuntern, dem Kind …	c) Rituale für das tote Kind zu überlegen (z. B. Geburtstag feiern, Trauerfeier etc.), je nach Wunsch der Eltern.
4. Trauerarbeit ermöglichen: der Mutter Gelegenheit geben, ihr lebloses Kind nach der Geburt …	d) „wirklich" zu machen, nicht zu verdrängen.
5. Dazu ermuntern, eigene …	e) Abschied zu nehmen.

39 LETZTE LEBENSPHASE

Lernsituation

Es ist 20:45 Uhr. Auf der Palliativstation wird alles ruhiger. Die letzten Patientinnen und Patienten gehen aus dem Aufenthaltsraum in ihre Zimmer. Eine Pflegefachfrau und ein ehrenamtlicher Helfer räumen den großen Tisch auf, wo gerade noch Karten gespielt wurden. Die Pflegefachfrau mit Palliative-Care-Weiterbildung, Zuzanna Michalski, klopft an der Zimmertür von Elena Gambino. Die 63-jährige Frau kam ihr heute sehr introvertiert und traurig vor. Trotz unheilbarer Krebserkrankung ist Frau Gambino noch immer ein sehr fröhlicher Mensch. Seit sie stationär auf der Palliativstation aufgenommen wurde, herrscht ungewöhnlich viel Heiterkeit und eine lockere Atmosphäre im Aufenthaltsraum. Heute war es anders. Zuzanna Michalski setzt sich mit Erlaubnis der Patientin ein wenig zu ihr und kann eine Unterhaltung beginnen. Frau Gambino hat heute starke Schmerzen. Allerdings handelt es sich dabei nicht primär um körperlichen Schmerz. Eher der psychische sowie der spirituelle Schmerz sind es, die sie nicht in Ruhe lassen wollen.

Total Pain – Schmerz in unterschiedlichen Dimensionen

AUFGABE 1

1. Körperlicher Schmerz	a) U. a. die Frage nach dem Warum, Sinnsuche, Schuld
2. Psychischer Schmerz	b) U. a. Verdrängung, Angst, Trauer
3. Sozialer Schmerz	c) U. a. Tumorschmerzen, Atemnot, Übelkeit
4. Spiritueller Schmerz	d) U. a. Einsamkeit, Nutzlosigkeit, finanzielle Sorgen

Definitionen

AUFGABE 2

1. Palliation/palliativ	a) Vorbeugen und Lindern von Leiden, die mit einer lebensbedrohlichen Erkrankung einhergehen. Ziel ist u.a. die Verbesserung der Lebensqualität für die Betroffenen und ihre Angehörigen
2. Palliative Care	b) Politische, soziale und wirtschaftliche Aspekte des Gesundheitswesens, welche sich mit Palliativ-Care befassen
3. Palliativpflege	c) Ursprünglich ein Begriff für Herbergen, die Hilfesuchenden und Aussätzigen Schutz, Geborgenheit und Grundversorgung boten
4. Palliativversorgung	d) Selbstverantwortlicher Bereich der Pflege
5. Hospiz	e) Individuelle Linderung physischer, psychischer, sozialer und spiritueller Leiden

Ziele von Palliative Care

AUFGABE 3

1. Bestmögliche	a) Linderung
2. Ganzheitliche	b) An- und Zugehörige
3. Symptom-	c) Begleitung
4. Unterstützung	d) Lebensqualität
5. Einbezug	e) Trauerzeit

Prinzipien von Palliative Care

AUFGABE 4

1. Bejahung des Lebens und Anerkennung des Sterbens	a) Keine Beschleunigung oder Verzögerung
2. Tod	b) Multiprofessionell
3. Teamarbeit	c) Psychologische und spirituelle Aspekte
4. Integration	d) Positive Beeinflussung
5. Erkrankung	e) Normaler Lebensprozess

Fortsetzung

Einige Wochen sind vergangen. Frau Gambino konnte vorübergehend nach Hause entlassen werden. Doch ihr Zustand hat sich in kurzer Zeit stark verschlechtert. Sie hat sich gegen eine palliative Chemotherapie entschieden und musste vor zwei Tagen wieder stationär aufgenommen werden. In den Aufenthaltsraum schafft sie es nur noch selten. Schmerzen, zunehmende Atemnot sowie starke Erschöpfung und Müdigkeit machen ihr sehr zu schaffen. Das multiprofessionelle Team der Palliativstation stellt zunehmend die Symptomlinderung und den Erhalt von Lebensqualität in den Vordergrund.

Pflegerische Interventionen gegen Atemnot (Dyspnoe) bei Palliativpatienten

AUFGABE 5

1. Handventilator vor das Gesicht	a) Beruhigt Atmung und Psyche
2. Nicht alleine lassen, Ruhe vermitteln	b) Ausatmung wird gebremst, Kollabieren der Bronchien wird verhindert
3. Warme Lavendelwickel auf die Brust	c) Reduziert das Angstgefühl
4. Atemstimulierende Einreibung	d) Luftzug steigert das Gefühl, Luft zu bekommen
5. Anleitung zur dosierten Lippenbremse	e) Beruhigt, reduziert die Atemfrequenz

Symptome bei Palliativpatienten

AUFGABE 6

1. Nausea	a) Starke Erschöpfung/Müdigkeit
2. Obstipation	b) Juckreiz
3. Fatigue-Syndrom	c) Übelkeit
4. Exulzerierende Wunden	d) Verstopfung
5. Hyperhidrosis	e) Verwirrtheitszustand in der Sterbephase
6. Pruritus	f) Übermäßige Schweißbildung
7. Terminales Delir	g) U. a. Tumoren, die durch die Haut durchbrechen

Fortsetzung

Es ist unausweichlich: Frau Gambino liegt im Sterben. Die Erinnerungen an ihr herzliches Lachen und die lustigen Abende mit den anderen Patientinnen und Patienten werden diese Station noch lange begleiten. Heute sind ihre Tochter Carla und ihr Enkelsohn Nino bei ihr. Der Junge ist sieben Jahre alt und hat immer viel Zeit mit der „Nonna" verbracht. Beide haben sich sehr geliebt. Wie gerne hätte Frau Gambino ihn noch viele Male von der Schule abgeholt und mit ihm Ausflüge gemacht! Ihre Tochter möchte Nino nicht in dieser letzten Zeit von ihr fernhalten, sondern ihm die Möglichkeit geben, sich zu verabschieden. Aber er ist auch noch sehr jung und Carla ist manchmal damit überfordert, ihn in dieser schweren Situation zu begleiten. Die Pflegefachpersonen nehmen den starken Familienzusammenhalt wahr und integrieren die Angehörigen in die Pflege und den Umgang mit der Trauer.

Umgang mit der Trauer von Kindern

AUFGABE 7

1. Nicht vom Geschehen …	a) erklären.
2. Keine Gespräche …	b) beantworten.
3. Situation altersgerecht …	c) aufdrängen.
4. Fragen altersgerecht …	d) über Fantasien, Ängste, Schuldzuschreibungen zu reden.
5. Raum geben …	e) fernhalten.

Kommunikation mit Kindern in Palliativsituationen

AUFGABE 8

1. Kinder verdienen wie Erwachsene …	a) nicht vergessen werden. Sie brauchen ebenso Unterstützung und dürfen nicht alleine mit ihren Ängsten und ihrer Trauer gelassen werden.
2. Kinder müssen mit ihren Bedürfnissen ernst genommen werden und sollen …	b) nicht vertröstet werden, sonst ziehen sie sich sehr schnell zurück.
3. Geschwisterkinder dürfen …	c) ein gewisses Maß an Normalität.
4. Bei allen Ausnahmesituationen brauchen Kinder auch …	d) Ehrlichkeit in Bezug auf ihren Gesundheitszustand.

Sterbephasen nach Kübler-Ross

AUFGABE 9

1. 1. Phase:	a) Verhandeln
2. 2. Phase:	b) Akzeptanz
3. 3. Phase:	c) Zorn
4. 4. Phase:	d) Nicht wahrhaben wollen
5. 5. Phase:	e) Depression

Kritik am Modell der Sterbephasen nach Kübler-Ross

AUFGABE 10

1. Modell teils veraltet →	a) Weiterentwicklung der Sterbeforschung
2. Reihenfolge →	b) Gefahr, Sterbenden nicht mit individueller Offenheit und Absichtslosigkeit zu begegnen
3. Vorsicht! →	c) Bestimmter Verlauf ist vorgegeben und wird Betroffenen auferlegt
4. Druck →	d) Fälschlicherweise als der idealtypische Verlauf des Sterbens verfestigt

Sterbephase

AUFGABE 11

1. Erkennen und Handeln →	a) An- und Zugehörige können oft Veränderungen im Sterbeprozess nicht einordnen und sehen oft Qualen, wo keine sind (z. B. Rasselatmung). Eine klare Kommunikation kann hier für Beruhigung und Akzeptanz sorgen.
2. Betreuung und Aufklärung →	b) Kulturelle Aspekte in den Abschied miteinbeziehen.
3. Geeignete Atmosphäre →	c) Wünsche von Sterbenden und deren Umfeld berücksichtigen (z. B. leise Musik, gedimmtes Licht, natürliche und friedvolle Umgebung).
4. Rituale →	d) Belastende Symptome treten auch noch bei sterbenden Menschen auf.

40 NOTFALLSITUATIONEN

Lernsituation

Benny erzählt von seinem letzten Einsatz: „Ich hatte vor Kurzem meinen ersten richtigen Notfall auf Station. Ich war gerade dabei, einen Urinbeutel zu leeren, als plötzlich alles hektisch im Patientenzimmer wurde. Eine Patientin hat wohl plötzlich keine Luft mehr bekommen und hat sich wie verrückt im Bett hin und her gewälzt. So krass! Dann habe ich nur meinen Praxisanleiter gehört, wie er zu seiner Kollegin rüber schrie ‚Kein Puls!'. Das war heftig! Sofort fing er mit der Herzdruckmassage an. Und die andere Pflegefachfrau hat direkt die Notfallklingel betätigt." Die beiden jungen Männer sehen sich ernst an. „Und dann?" möchte sein Freund Tino wissen, der nicht in Pflege arbeitet. Benny wird ruhig und sieht auf seine Hände, während er an seinen Fingernägeln herumspielt. Dann antwortet er mit leiser Stimme: „Tja, ist nicht gut ausgegangen. Die Frau hatte eine Lungenembolie. Alter, die war erst 40 oder so. Keine Ahnung, eigentlich sollte ich es ja besser wissen. Aber irgendwie glaubt man doch, dass man nur alte Menschen beim Sterben sieht. Nicht, dass das besser wäre. Aber, weißt du, ich habe echt oft mit der Scherze und so gemacht. Weiß nicht, ist irgendwie echt heftig." Tino guckt ihn an. Nach einiger Zeit des Schweigens sagt er: „Ja, ganz ehrlich, das ist richtig heftig! Aber weißt du was? Wie cool ist das bitte, dass du einen Beruf lernst, bei dem du dann in der Lage bist, Menschenleben zu retten?! Ich bin mir sicher, dass auf einen Todesfall richtig viele Fälle kommen, wo die Pfleger und Pflegerinnen erfolgreich sind! Das ist doch der Hammer! Also, ich kann das nicht! Ich wollte letztens diese Position machen, wie heißt die noch? Na, du weißt schon. Da ist so einer am Bahnhof plötzlich umgekippt. Alter, ich hab' mich so dämlich angestellt! Zum Glück kam direkt eine Frau und hat mir geholfen! Ich werde sowas von demnächst wieder einen Erste-Hilfe-Kurs machen!" Benny lacht: „Brauchst dich nicht schämen! Du hast nämlich nicht gezögert und bist sofort hin, um zu helfen! Das einzige was man eigentlich falsch machen kann in so einer Situation, ist nicht helfen! Aber ein Kurs wäre trotzdem nicht schlecht!" Beide lachen.

Stabile Seitenlage

AUFGABE 1

1. Erster Schritt:	a) 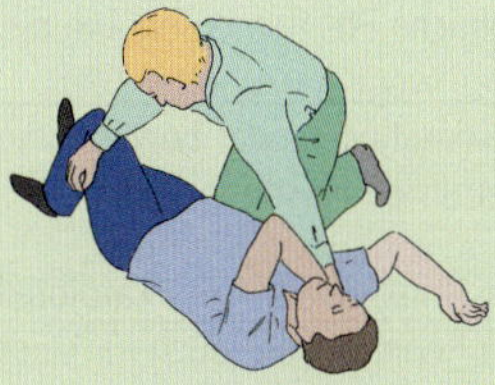
2. Zweiter Schritt:	b) 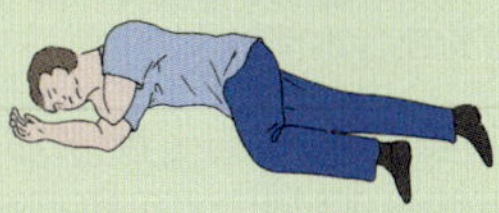
3. Dritter Schritt:	c) 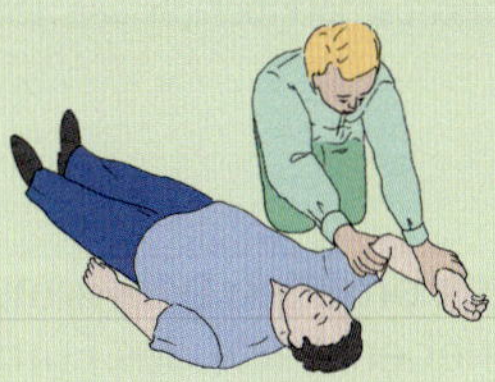
4. Vierter Schritt:	d) 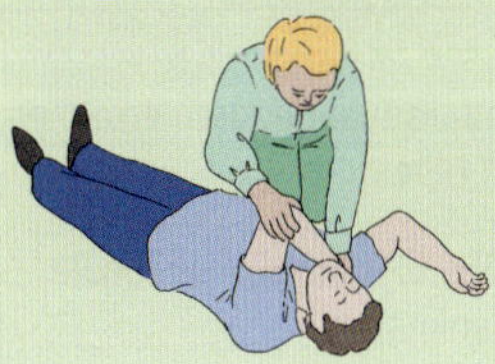

[L190, L143]

Definitionen

AUFGABE 2

1. Seitliche Positionierung, um die Atemwege freizuhalten (bei bewusstlosen oder bewusstseinsgetrübten Personen)	a) Basic Life Support (BLS)
2. Basismaßnahmen der kardiopulmonalen Reanimation (auch für Laien)	b) Defibrillation
3. Erweiterte Reanimationsmaßnahmen zur Wiederbelebung eines Patienten mit Kreislaufstillstand	c) Advanced Life Support (ALS)
4. Leichte Überstreckung des Kopfes und Anheben des Kinns zum Freimachen der Atemwege	d) Stabile Seitenlage
5. „Elektroschocktherapie des Herzens"	e) Esmarch-Handgriff

Erstes Vorgehen bei vermutetem Kreislaufstillstand (Überlebenskette des European Resuscitation Council)

AUFGABE 3

1. Notfallsituation rasch erkennen und um Hilfe rufen, …	a) um Kreislaufstillstand zu verhindern.
2. Frühe CPR (kardiopulmonale Reanimation), …	b) um Zeit zu gewinnen.
3. Frühe Defibrillation, …	c) um die Lebensqualität wiederherzustellen.
4. Postreanimationsphase, …	d) um das Herz zu starten.

Beatmungsfrequenz bei Kindern

AUFGABE 4

1. Säugling	a) 16/Min.
2. Kleinkind	b) > 20/Min.
3. Schulkind	c) 20/Min.

Technik der Herzdruckmassage bei Kindern

AUFGABE 5

1. Säugling	a) 1 Handballen
2. Kleinkind	b) 2 Finger oder Daumen (Umfassen des Brustkorbs)
3. Schulkind	c) 2 Hände

Maßnahmen bei Lungenembolie

AUFGABE 6

1. Senden →	a) Patientin/Patienten
2. Gabe →	b) Medikamentös
3. Positionieren →	c) Vitalzeichen
4. Beruhigen →	d) Atemunterstützend (Herzbettpositionierung)
5. Engmaschig kontrollieren→	e) Notruf
6. Therapie →	f) Auflösen des Gerinnsels
7. Ggf. Lysetherapie →	g) Sauerstoff
8. Schwere Fälle →	h) Intensivstation

Schockarten und Ursachen

AUFGABE 7

1. Volumenmangelschock/hypovolämischer Schock	a) Schwerste Form einer Unverträglichkeitsreaktion
2. Kardiogener Schock	b) Reaktion des Körpers auf Toxine
3. Septischer Schock	c) Herz kann nicht genügend Blut auswerfen
4. Anaphylaktischer Schock	d) Großer Flüssigkeitsverlust

Schockarten und Erstmaßnahmen

AUFGABE 8

1. Volumenmangelschock/hypovolämischer Schock	a) U. a. Allergenkontakt beenden
2. Kardiogener Schock	b) U. a. Blutung stoppen
3. Septischer Schock	c) U. a. Oberkörperhoch-positionierung (Herzbettpositionierung)
4. Anaphylaktischer Schock	d) U. a. Sauerstoffgabe

Achtung!

AUFGABE 9

1. Bei Brustschmerzen …	a) auf festen Oberflächen durchführen!
2. Herzdruckmassagen …	b) ständig überwachen!
3. Betroffene in stabiler Seitenlage …	c) unbedingt Handschuhe anziehen!
4. Zum Eigenschutz …	d) verschiedene Ursachen in Betracht ziehen!

LÖSUNGEN

1 ATMUNG

LÖSUNG 1	1. – d); 2. – b); 3. – a); 4. – e); 5. – c)
LÖSUNG 2	1. – a); 2. – c); 3. – b); 4. – e); 5. – d)
LÖSUNG 3	1. – e); 2. – f); 3. – b); 4. – d); 5. – a); 6. – c)
LÖSUNG 4	1. – d); 2. – c); 3. – f); 4. – a); 5. – e); 6. – g); 7. – h); 8. – b)
LÖSUNG 5	1. – a); 2. – d); 3. – b); 4. – c)
LÖSUNG 6	1. – f); 2. – a); 3. – c); 4. – b); 5. – d); 6. – e)
LÖSUNG 7	1. – a); 2. – b); 3. – e); 4. – c); 5. – d)
LÖSUNG 8	1. – c); 2. – e); 3. – a); 4. – b); 5. – d)
LÖSUNG 9	1. – b); 2. – e); 3. – d); 4. – a); 5. – c); 6. – f)
LÖSUNG 10	1.– c); 2. – b); 3. – a); 4. – d); 5. – f); 6. – e)
LÖSUNG 11	1. – e); 2. – a); 3. – d); 4. – b); 5. – c)

2 HERZ-KREISLAUF-SYSTEM

LÖSUNG 1

1. – e); 2. – a); 3. – d); 4. – b); 5. – f); 6. – c)

LÖSUNG 2

1. – a); 2. – b); 3. – d); 4. – c); 5. – e)

LÖSUNG 3

1. – c); 2. – h); 3. – j); 4. – a); 5. – d); 6. – i); 7. – b); 8. – f); 9. – g); 10. – e)

LÖSUNG 4

1. – e); 2. – a); 3. – d); 4. – b); 5. – f); 6. – c)

LÖSUNG 5

1. – e); 2. – c); 3. – d); 4. – b); 5. – f); 6. – a)

LÖSUNG 6

1. – a); 2. – d); 3. – b); 4. – c)

LÖSUNG 7

1. – b); 2. – a); 3. – d); 4. – c); 5. – e)

LÖSUNG 8

1. – c); 2. – e); 3. – b); 4. – a); 5. – d)

LÖSUNG 9

1. – f); 2. – g); 3. – h); 4. – e); 5. – a); 6. – d); 7. – c)

LÖSUNG 10

1. – c); 2. – a); 3. – e); 4. – d); 5. – b)

3 KÖRPERTEMPERATUR

LÖSUNG 1	1. – c); 2. – a); 3. – d); 4. – b); 5. – e)
LÖSUNG 2	1. – e); 2. – a); 3. – b); 4. – d); 5. – c)
LÖSUNG 3	1. – b); 2. – d); 3. – a); 4. – e); 5. – c)
LÖSUNG 4	1. – a); 2. – d); 3. – e); 4. – b); 5. – c); 6. – f)
LÖSUNG 5	1. – e); 2. – c); 3. – f); 4. – b); 5. – d); 6. – g); 7. – a)
LÖSUNG 6	1. – a); 2. – b); 3. – d); 4. – c)
LÖSUNG 7	1. – b); 2. – c); 3. – d); 4. – a)
LÖSUNG 8	1. – b); 2. – a); 3. – c)
LÖSUNG 9	1. – e); 2. – a); 3. – c), 4. – b); 5. – d)
LÖSUNG 10	1. – c); 2. – a); 3. – b); 4. – e); 5. – d)
LÖSUNG 11	1. – d); 2. – c); 3. – e); 4. – b); 5. – a)

4 HAUT- UND KÖRPERPFLEGE

LÖSUNG 1
1. – e); 2. – b); 3. – a); 4. – c); 5. – d)

LÖSUNG 2
1. – b); 2. – d); 3. – c); 4. – a)

LÖSUNG 3
1. – a); 2. – b); 3. – d); 4. – c)

LÖSUNG 4
1. – a); 2. – b)

LÖSUNG 5
1. – g); 2. – c); 3. – h); 4. – b); 5. – a); 6. – f); 7. – e); 8. – d)

LÖSUNG 6
1. – b); 2. – a)

LÖSUNG 7
1. – c); 2. – a); 3. – e); 4. – d); 5. – b)

LÖSUNG 8
1. – d); 2. – a); 3. – b); 4. – c)

LÖSUNG 9
1. – e); 2. – d); 3. – a); 4. – c); 5. – b)

LÖSUNG 10
1. – b); 2. – a)

LÖSUNG 11
1. – c); 2 – a); 3. – e); 4 – b); 5. – d)

LÖSUNG 12
1. – a); 2. – e); 3. – b); 4. – c); 5 – d)

LÖSUNG 13
1. – b); 2. – a); 3) – d); 4. – c)

5 ERNÄHRUNG

LÖSUNG 1 1. – f); 2. – e); 3. – d); 4. – a); 5 – b); 6. – c); 7. – h); 8 – g)

LÖSUNG 2 1. – b); 2. – d); 3. – e); 4. – h); 5. – c); 6. – g); 7. – a); 8. – f)

LÖSUNG 3 1. – e); 2. – a); 3 – b); 4. – c); 5. – d)

LÖSUNG 4 1. – d); 2. – a); 3. – e); 4. – b); 5. – c); 6. – f)

LÖSUNG 5 1. – b); 2. – f); 3. – e); 4. – c); 5. – d); 6. – a)

LÖSUNG 6 1. – d); 2. – a); 3 – b); 4. – c); 5. – f)

LÖSUNG 7 1. – e); 2. – d); 3. – a); 4. – b); 5. – c)

LÖSUNG 8 1. – e); 2. – b); 3. – d); 4. – c); 5. – a)

LÖSUNG 9 1. – a); 2. – b); 3. – c); 4. – d)

LÖSUNG 10 1. – c); 2. – a); 3. – f); 4. – e); 5. – b); 6 – d)

6 AUSSCHEIDUNG

LÖSUNG 1
1. – b); 2. – a); 3. – d); 4. – c)

LÖSUNG 2
1. – e); 2. – a); 3. – b); 4. – c); 5. – f); 6. – d)

LÖSUNG 3
1. – c); 2. – e); 3. – a); 4. – b); 5. – d)

LÖSUNG 4
1. – a); 2. – d); 3. – b); 4. – c)

LÖSUNG 5
1. – b), 2. – d); 3. – c); 4. – a)

LÖSUNG 6
1. – d); 2. – c); 3. – g); 4. – f); 5. – a); 6. – e); 7. – b)

LÖSUNG 7
1. – a); 2. – c); 3. – b); 4. – e); 5. – d); 6. – f)

LÖSUNG 8
1. – e); 2. – a); 3. – f); 4. – b); 5. – c); 6. – d)

LÖSUNG 9
1. – b); 2. – c); 3. – e); 4. – d); 5. – a)

LÖSUNG 10
1. – d); 2. – e); 3. – a); 4. – b); 5. – c)

LÖSUNG 11
1. – a); 2. – e); 3. – b); 4. – d); 5. – c)

LÖSUNG 12
1. – d); 2. – e); 3. – a); 4. – c); 5. – b)

7 BEWEGUNG

LÖSUNG 1 1. – e); 2. – a); 3. – d); 4 – b); 5. – c); 6. – g); 7. – f)

LÖSUNG 2 1. – b); 2. – a); 3. – d); 4. – c)

LÖSUNG 3 1. – a); 2. – c); 3. – b)

LÖSUNG 4 1. – d); 2. – c); 3. – b); 4. – e); 5. – a)

LÖSUNG 5 1. – b); 2. – a); 3. – d); 4. – c); 5. – e)

LÖSUNG 6 1. – a); 2. – d); 3. – b); 4. – e); 5. – c)

LÖSUNG 7 1. – c); 2. – d); 3. – a); 4. – e); 5. – b)

LÖSUNG 8 1. – a); 2. – d); 3. – b); 4. – e); 5. – c)

LÖSUNG 9 1. – c); 2. – d); 3. – a); 4. – b)

LÖSUNG 10 1. – e); 2. – d); 3. – a); 4. – c); 5. – b)

8 KOMMUNIKATION

LÖSUNG 1

1. – e); 2. – a); 3. – d); 4. – c); 5. – b)

LÖSUNG 2

1. – d); 2. – c); 3. – a); 4. – b); 5. – f); 6. – e)

LÖSUNG 3

1. – a); 2. – d); 3. – c); 4. – e); 5. – b)

LÖSUNG 4

1. – d); 2. – c); 3. – a); 4. – b)

LÖSUNG 5

1. – f); 2. – d); 3. – a); 4. – b); 5. – c); 6. – e)

LÖSUNG 6

1. – h); 2. – d); 3. – a); 4. – i); 5. – g); 6. – b); 7. – c); 8. – f); 9. – e)

LÖSUNG 7

1. – b); 2. – f); 3. – a); 4. – g); 5. – c); 6. – e); 7. – d); 8. – h)

LÖSUNG 8

1. – c); 2. – a); 3. – b)

LÖSUNG 9

1. – c); 2. – d); 3. – a); 4. – b)

9 SCHLAF

LÖSUNG 1 1. – d); 2. – a); 3. – c); 4. – e); 5. – b)

LÖSUNG 2 1. – b); 2. – a); 3. – e); 4. – c); 5. – d)

LÖSUNG 3 1. – a); 2. – c); 3. – b); 4. – e); 5. – f); 6. – d)

LÖSUNG 4 1. – e); 2. – a); 3. – c); 4. – b); 5. – d)

LÖSUNG 5 1. – g); 2. – h); 3. – a); 4. – f); 5. – d); 6. – b); 7. – e); 8. – c)

LÖSUNG 6 1. – d); 2. – j); 3. – g); 4. – l); 5. – a); 6. – b); 7. – k); 8. – c); 9. – i); 10. – f); 11. – h); 12. – e)

LÖSUNG 7 1. – a); 2 – e); 3. – b); 4. – c); 5. – d)

LÖSUNG 8 1. – d); 2. – g); 3. – k); 4. – a); 5. – i); 6. – j); 7 – f); 8. – e); 9. – b); 10. – h); 11. – c)

10 BEWUSSTSEIN

LÖSUNG 1
1. – d); 2. – c); 3. – a); 4. – b)

LÖSUNG 2
1. – f); 2. – a); 3. – e); 4. – b); 5. – c); 6. – g); 7. – d); 8. – h)

LÖSUNG 3
1. – c); 2. – a); 3. – b); 4. – d); 5. – e)

LÖSUNG 4
1. – c); 2. – d); 3. – a); 4. – e); 5. – b)

LÖSUNG 5
1. – a); 2 – c); 3. – e); 4. – d); 5. – b)

LÖSUNG 6
1. – c); 2. – a); 3. – b); 4. – d)

LÖSUNG 7
1. – b); 2. – a); 3. – d); 4. – c)

LÖSUNG 8
1. – d); 2. – e); 3. – c); 4. – a); 5. – b); 6. – h); 7. – f); 8. – g)

LÖSUNG 9
1. – c); 2. – a); 3. – b)

LÖSUNG 10
1. – c); 2. – e); 3. – a); 4. – b); 5. – d)

11 SCHMERZ

LÖSUNG 1	1. – c); 2. – a); 3. – b)
LÖSUNG 2	1. – c); 2. – e); 3. – g); 4. – a); 5. – d); 6. – b); 7. – f)
LÖSUNG 3	1. – b); 2. – a); 3. – d); 4. – c)
LÖSUNG 4	1. – c); 2. – a); 3. – b); 4. – d)
LÖSUNG 5	1. – d); 2. – a); 3. – b); 4. – c)
LÖSUNG 6	1. – b); 2. – a); 3. – c)
LÖSUNG 7	1. – c); 2. – b); 3. – a)
LÖSUNG 8	1. – c); 2. – a); 3. – b)
LÖSUNG 9	1. – b); 2. – a); 3. – d); 4. – c)
LÖSUNG 10	1. – d); 2. – a); 3. – f); 4. – b); 5. – e); 6. – c)
LÖSUNG 11	1. – a); 2. – b); 3. – c)

12 PFLEGE VON KINDERN

LÖSUNG 1

1. – b); 2. – c); 3. – a)

LÖSUNG 2

1. – c); 2. – a); 3. – e); 4. – b); 5. – f); 6. – d)

LÖSUNG 3

1. – g); 2. – f); 3. – a); 4. – e); 5. – h); 6. – c); 7. – b); 8. – d)

LÖSUNG 4

1. – d); 2. – c); 3. – a); 4. – b)

LÖSUNG 5

1. – c); 2. – a); 3. – d); 4. – b)

LÖSUNG 6

1. – g); 2. – c); 3. – a); 4. – b); 5. – e); 6. – f); 7. – d); 8. – h)

LÖSUNG 7

1. – e); 2. – b); 3. – a); 4. – c); 5. – d)

LÖSUNG 8

1. – c); 2. – d); 3. – b); 4. – a)

LÖSUNG 9

1. – i); 2. – f); 3. – h); 4. – a); 5. – d); 6. – b); 7. – e); 8. – c); 9. – j); 10. – g)

13 PFLEGE VON ÄLTEREN MENSCHEN

LÖSUNG 1 1. – c); 2. – b); 3. – a); 4. – d)

LÖSUNG 2 1. – d); 2. – e); 3. – b); 4. – a); 5. – c)

LÖSUNG 3 1. – e); 2. – f); 3. – d); 4. – a); 5. – c); 6. – b)

LÖSUNG 4 1. – b); 2. – a); 3. – e); 4. – c); 5. – d)

LÖSUNG 5 1. – b); 2. – a)

LÖSUNG 6 1. – a); 2. – b)

LÖSUNG 7 1. – e); 2. – h); 3. – f); 4. – b); 5. – d); 6. – a); 7. – c); 8. – i); 9. – g)

LÖSUNG 8 1. – e); 2. – a); 3. – c); 4. – b); 5. – d)

LÖSUNG 9 1. – a); 2. – e); 3. – b); 4. – d); 5. – c)

LÖSUNG 10 1. – d); 2. – b); 3. – c); 4. – a)

LÖSUNG 11 1. – c); 2. – a); 3. – e); 4. – b); 5. – d)

LÖSUNG 12 1. – d); 2. – b); 3. – a); 4. – c)

14 PFLEGE BEI HERZ-ERKRANKUNGEN

LÖSUNG 1

1. – c); 2. – d); 3. – a); 4. – b)

LÖSUNG 2

1. – a); 2. – b); 3. – c)

LÖSUNG 3

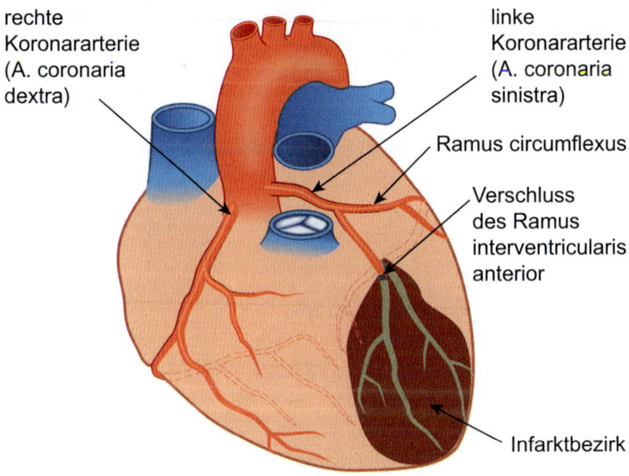

[L255]

LÖSUNG 4

1. – f); 2. – b); 3. – a); 4. – g); 5. – c); 6. – d); 7. – e)

LÖSUNG 5

1. – b); 2. – a); 3. – g); 4. – c); 5. – d); 6. – e); 7. – f)

LÖSUNG 6

1. – d); 2. – c); 3. – a); 4. – e); 5. – f); 6. – b)

LÖSUNG 7

1. – c); 2. – e); 3. – b); 4. – a); 5. – d)

LÖSUNG 8

1. – b); 2. – a)

LÖSUNG 9

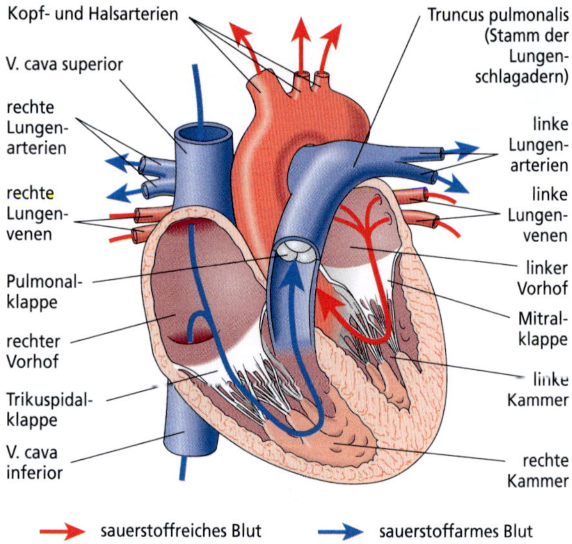

[L190]

LÖSUNG 10

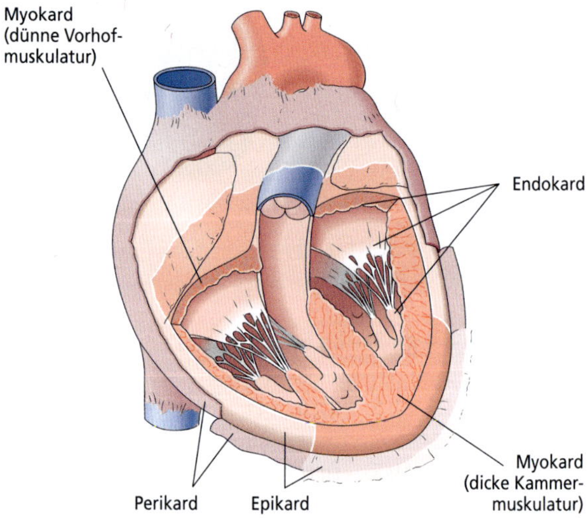

[L190]

LÖSUNG 11 1. – e); 2. – d); 3. – a); 4. – b); 5. – c)

15 PFLEGE BEI KREISLAUF- UND GEFÄẞERKRANKUNGEN

LÖSUNG 1
1. – c); 2. – b); 3. – a); 4. – d)

LÖSUNG 2
1. – b): 2. – d); 3. – a); 4. – e); 5. – c)

LÖSUNG 3
1. – b); 2. – a)

LÖSUNG 4
1. – e); 2. – g); 3. – b); 4. – d); 5. – c); 6. – f); 7. – a)

LÖSUNG 5
1. – b); 2. – a)

LÖSUNG 6
1. – c); 2. – d); 3. – e); 4. – a); 5. – b)

LÖSUNG 7
1. – b); 2. – c); 3. – a)

LÖSUNG 8
1. – a); 2. – d); 3. – b); 4. – e); 5. – f); 6. – c)

LÖSUNG 9
1. – c); 2. – d); 3. – a); 4. – b)

LÖSUNG 10
1. – f); 2. – d); 3. – a); 4. – b); 5. – e); 6. – c)

LÖSUNG 11
1. – b); 2. – a); 3. – c)

16 PFLEGE BEI LUNGEN-ERKRANKUNGEN

LÖSUNG 1 1. – c); 2. – d); 3. – e); 4. – b); 5. – a)

LÖSUNG 2 1. – b); 2. – e); 3. – a); 4. – c); 5. – f); 6. – d); 7 – g)

LÖSUNG 3

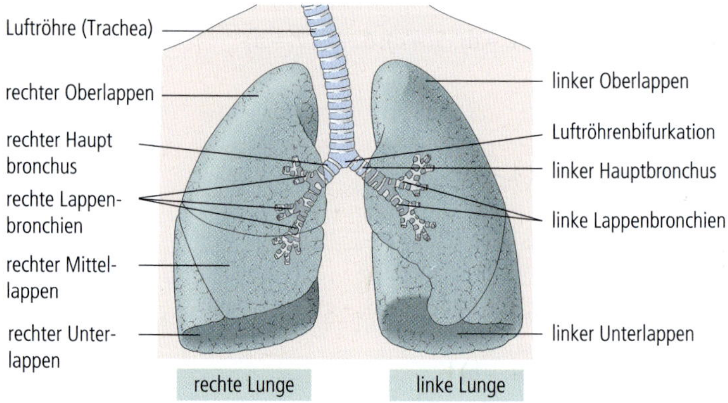

[L190]

LÖSUNG 4 1. – e); 2. – b); 3. – a); 4. – c); 5. – d)

LÖSUNG 5 1. – d); 2. – a); 3. – b); 4. – e); 5. – h); 6. – c); 7. – f); 8. – g)

LÖSUNG 6 1. – a); 2. – e); 3. – b); 4. – c); 5. – d)

LÖSUNG 7 1. – c); 2. – e); 3. – a); 4. – d); 4. – b)

LÖSUNG 8 1. – a); 2. – e); 3. – c); 4. – b); 5. – d)

LÖSUNG 9 1. – f); 2. – d); 3. – g); 4. – e); 5. – a); 6. – c); 7. – b)

17 PFLEGE BEI ERKRANKUNGEN DES MAGEN-DARM-TRAKTS

LÖSUNG 1

1. – e); 2. – c); 3. – a); 4. – b); 5. – d)

LÖSUNG 2

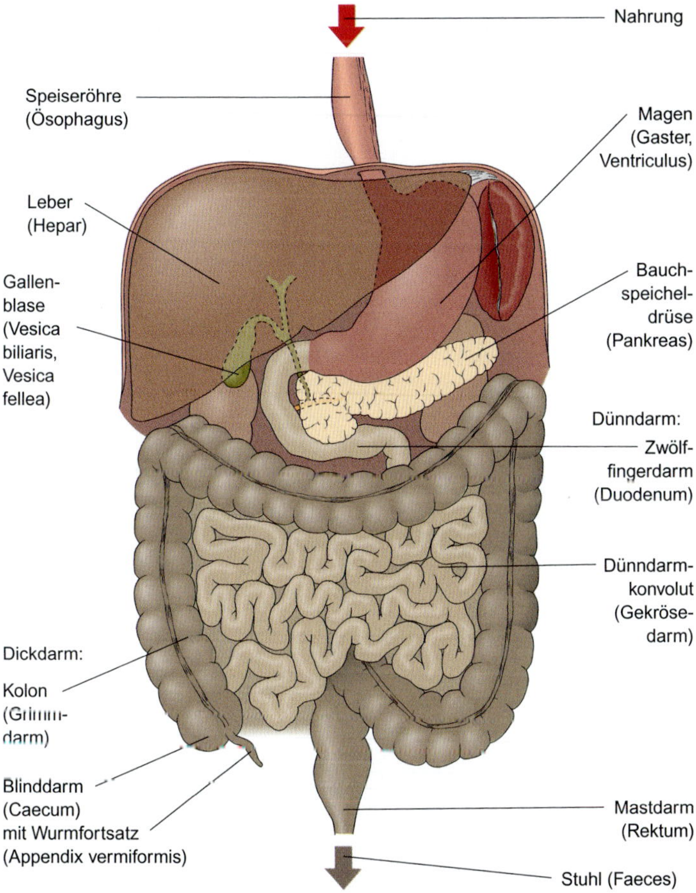

[L190]

LÖSUNG 3

1. – b); 2. – e); 3. – a); 4. – c); 5. – d)

LÖSUNG 4

1. – e); 2. – c); 3. – a); 4. – f); 5. – b); 6. – d); 7. – h); 8. – g)

LÖSUNG 5

1. – b); 2. – d); 3. – a); 4. – c)

LÖSUNG 6 1. – c); 2. – b); 3. – a)

LÖSUNG 7 – d); 2. – c); 3. – a); 4. – e); 5. – b)

LÖSUNG 8 1. – f); 2. – e); 3. – d); 4. – a); 5. – b); 6. – c);

18 PFLEGE BEI ERKRANKUNGEN DER LEBER, GALLENWEGE, PANKREAS UND MILZ

LÖSUNG 1

1. – d); 2. – e); 3. – a); 4. – c); 5. – b)

LÖSUNG 2

1. – a); 2. – b); 3. – c); 4. – d)

LÖSUNG 3

1. – b); 2. – c); 3. – a)

LÖSUNG 4

1. – a); 2. – b)

LÖSUNG 5

1. – a); 2. – c); 3. – b)

LÖSUNG 6

1. – b); 2. – a); 3. – d); 4. – c); 5. – e)

LÖSUNG 7

1. – d); 2. – e); 3. – a); 4. – b); 5. – f); 6. – c)

LÖSUNG 8

1. – b); 2. – e); 3. – a); 4. – d); 5. – c); 6. – f)

LÖSUNG 9

1. – e); 2. – c); 3. – a); 4. – b); 5. – d)

LÖSUNG 10

1. – c); 2. – a); 3. – b); 4. – e); 5. – d)

19 PFLEGE BEI ERKRANKUNGEN DER NIEREN UND HARNWEGE

LÖSUNG 1 1. – c); 2. – a); 3. – d); 4. – b); 5. – g); 6. – h); 7. – f; 8. – e)

LÖSUNG 2 1. – d); 2. – f); 3. – a); 4. – b); 5. – e); 6. – c)

LÖSUNG 3 1. – c); 2. – b); 3. – a)

LÖSUNG 4 1. – c); 2. – a); 3. – b)

LÖSUNG 5 1. – a); 2. – d); 3. – b); 4. – c); 5. – f); 6. – e); 7. – g)

LÖSUNG 6 1. – d); 2. – c); 3. – a); 4. – e); 5. – b)

LÖSUNG 7

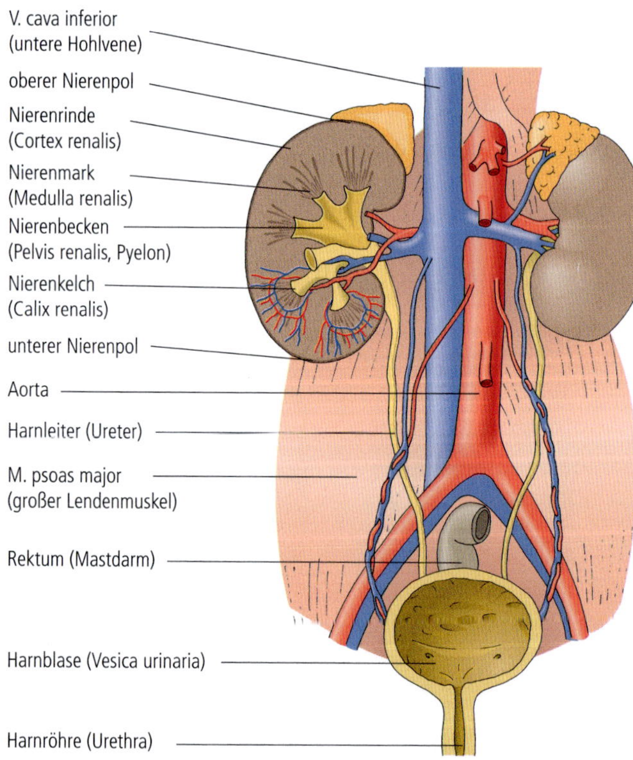

[L190]

LÖSUNG 8

1. – b); 2. – a); 3. – c)

LÖSUNG 9

1. – b); 2. – d); 3. – a); 4. – e); 5. – c)

LÖSUNG 10

1. – b); 2. – a); 3. – e); 4. – d); 5. – c)

LÖSUNG 11

1. – b); 2. – c); 3. – a)

20 PFLEGE BEI ENDOKRINOLOGISCHEN, STOFFWECHSEL- UND ERNÄHRUNGSBEDINGTEN KRANKHEITEN

LÖSUNG 1 1. – e); 2. – c); 3. – a); 4. – b); 5. – d)

LÖSUNG 2 1. – f); 2. – c); 3. – l); 4. – i); 5. – k); 6. – a); 7. – e); 8. – b); 9. – h); 10. – d); 11. – j); 12. – g)

LÖSUNG 3 1. – b); 2. – c); 3. – d); 4. – e); 5. – a)

LÖSUNG 4 1. – d); 2. – a); 3. – b); 4. – c)

LÖSUNG 5 1. – e); 2. – b); 3. – i); 4. – a); 5. – g); 6. – c); 7. – d); 8. – j); 9. – f); 10. – h)

LÖSUNG 6 1. – c); 2. – a); 3. – d); 4. – b)

LÖSUNG 7 1. – e); 2. – a); 3. – d); 4. – c); 5. – f); 6. – b)

LÖSUNG 8 1. – c); 2. – d); 3. – b); 4. – a)

LÖSUNG 9 1. – b); 2. – e); 3. – c); 4. – a); 5. – d); 6. – f)

LÖSUNG 10 1. – d); 2. – a); 3. – b); 4. – c)

21 PFLEGE BEI ONKOLOGISCHEN ERKRANKUNGEN

LÖSUNG 1

1. – c); 2. – e); 3. – a); 4. – d); 5. – b)

LÖSUNG 2

1. – d); 2. – g); 3. – a); 4. – i); 5. – k); 6. – e); 7. – b); 8. – c); 9. – m); 10. – f); 11. – n); 12. – h); 13. – l); 14. – j)

LÖSUNG 3

1. – d); 2. – e); 3. – b); 4. – c); 5. – a)

LÖSUNG 4

1. – a); 2. – e); 3 – c); 4. – b); 5. – d)

LÖSUNG 5

1. – b); 2. – a)

LÖSUNG 6

1. – c); 2. – e); 3. – b); 4. – f); 5. – a); 6. – d); 7. – g)

LÖSUNG 7

1. – f); 2. – a); 3. – g); 4. – b); 5. – d); 6. – e); 7. – c)

LÖSUNG 8

1. – a); 2. – c); 3. – d); 4. – b)

LÖSUNG 9

1. – c); 2. – a); 3. – b)

LÖSUNG 10

1. – e); 2. – c); 3. – d); 4. – a); 5. – b)

LÖSUNG 11

1. – d); 2. – b); 3. – a); 4. – c)

LÖSUNG 12

1. – a); 2. – b); 3. – c)

22 PFLEGE BEI ORTHOPÄDISCHEN UND TRAUMATOLOGISCHEN ERKRANKUNGEN

LÖSUNG 1 1. – d); 2. – a); 3. – c); 4. – b); 5. – e)

LÖSUNG 2

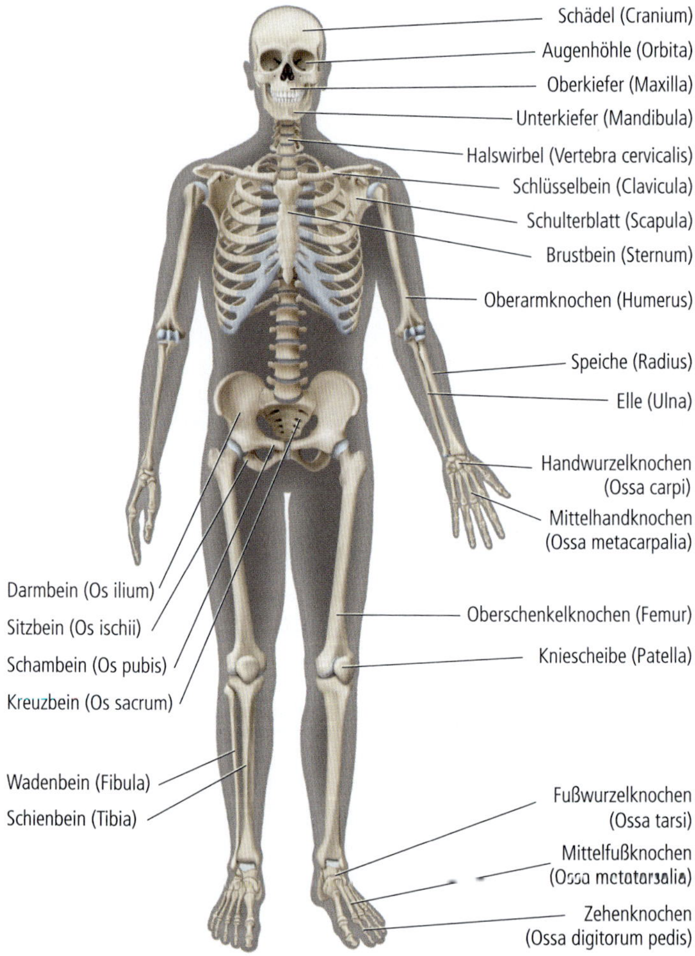

[L275]

LÖSUNG 3 1. – a); 2. – d); 3. – c); 4. – b)

LÖSUNG 4

1. – c); 2. – e); 3. – a); 4. – b); 5. – f); 6. – d)

LÖSUNG 5

1. – e); 2. – d); 3. – a); 4. – f); 5. – g); 6. – b); 7. – c)

LÖSUNG 6

1. – f); 2. – d); 3. – a); 4. – c); 5. – e); 6. – g); 7. – b)

LÖSUNG 7

1. – c); 2. – b); 3. – a)

LÖSUNG 8

1. – e); 2. – a); 3. – d); 4. – b); 5. – c)

23 PFLEGE BEI INFEKTIONSKRANKHEITEN

LÖSUNG 1 1. – b); 2. – a); 3. – c)

LÖSUNG 2 1. – a); 2. – c); 3. – b); 4. – e); 5. – d)

LÖSUNG 3 1. – c); 2. – d); 3. – b); 4. a)

LÖSUNG 4 1. – e); 2. – c); 3. – d); 4. – b); 5. – a)

LÖSUNG 5 1. – f); 2. – d); 3. – b); 4. – e); 5. – c); 6 – a)

LÖSUNG 6 1. – d); 2. – c); 3. – b); 4. – a)

LÖSUNG 7 1. – a); 2. – c); 3. – b)

LÖSUNG 8 1. – b); 2. – a); 3. – c)

LÖSUNG 9 1. – c); 2. – e); 3. – a); 4. – d); 5. – b)

LÖSUNG 10 1. – d); 2. – e); 3. – a); 4. – c); 5. – b)

24 PFLEGE BEI HAUTKRANKHEITEN

LÖSUNG 1

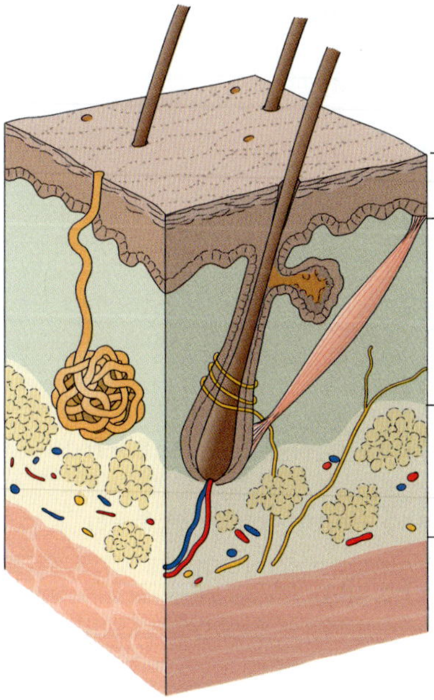

[L190]

LÖSUNG 2

1. – d); 2. – b); 3. – a); 4. – c)

LÖSUNG 3

1. – f); 2. – c); 3. – b); 4. – e); 5. - a); 6 – d)

LÖSUNG 4

1. – c); 2. – e); 3. – a); 4. – d); 5. – b)

LÖSUNG 5

1. – a); 2. – b)

LÖSUNG 6

1. – c); 2. – b); 3. – f); 4. – a); 5. – d); 6. – e)

LÖSUNG 7

1. – b); 2. – d); 3. – a); 4. – c)

LÖSUNG 8

1. – f); 2. – h); 3. – a); 4. – c); 5. – b); 6. – e); 7. – d); 8. – g)

25 PFLEGE BEI GYNÄKOLOGISCHEN ERKRANKUNGEN

LÖSUNG 1 1. – b); 2. – e); 3. – c); 4. – d); 5. – a)

LÖSUNG 2 1. – c); 2. – a); 3. – b); 4. – e); 5. – d)

LÖSUNG 3 1. – c); 2. – c); 3. – a); 4. – b); 5. – d)

LÖSUNG 4 1. – c); 2. – a); 3. – d); 4. – g); 5. – f); 6. – b); 7. – e)

LÖSUNG 5 1. – d); 2. – a); 3. – b); 4. – c)

LÖSUNG 6 1. – d); 2. – c); 3. – a); 4. – b)

LÖSUNG 7 1. – c); 2. – a); 3. – e); 4. – b); 5. – g); 6. – h); 7. – d); 8. – f)

LÖSUNG 8 1. – d); 2. – f); 3. – g); 4. – a); 5. – h); 6. – c); 7. – b); 8. – e);

LÖSUNG 9 1. – e); 2. – d); 3. – a); 4. – c); 5. – b)

26 PFLEGE BEI NEUROLOGISCHEN ERKRANKUNGEN

LÖSUNG 1
1. – a); 2. – b); 3. – e); 4. – c); 5. – d)

LÖSUNG 2
1. – e); 2. – a); 3. – d); 4. – c); 5. – b)

LÖSUNG 3
1. – b); 2. – e); 3. – a); 4. – c); 5. – d)

LÖSUNG 4
1. – d); 2. – c); 3. – b); 4. – a)

LÖSUNG 5
1. – b); 2. – a); 3. – c)

LÖSUNG 6
1. – b); 2. – a)

LÖSUNG 7
1. – c); 2. – a); 3. – b); 4. – d)

LÖSUNG 8
1. – c); 2. – a); 3. – b)

LÖSUNG 9
1. – a); 2. d); 3. – c); 4. – e); 5. – b)

LÖSUNG 10
1. – d); 2. – c); 3. – a); 4. – b)

27 PFLEGE BEI PSYCHISCHEN ERKRANKUNGEN

LÖSUNG 1 1. – c); 2. – a); 3. – d); 4. – b)

LÖSUNG 2 1. – c); 2. – b); 3. – a); 4. – e); 5. – d)

LÖSUNG 3 1. – b); 2. – d); 3. – a); 4. – c)

LÖSUNG 4 1. – e); 2. – d); 3. – a); 4. – c); 5. – b)

LÖSUNG 5 1. – e); 2. – f); 3. – a); 4. – c); 5. – b); 6. – d)

LÖSUNG 6 1. – c); 2. – e); 3. – a); 4. – d); 5. – f); 6. – g); 7. – b); 8. – j); 9. – h); 10. – i)

LÖSUNG 7 1. – a); 2. – b); 3. – c); 4. – d)

LÖSUNG 8 1. – c); 2. – d); 3. – b); 4. – a)

LÖSUNG 9 1. – b); 2. – d); 3. – a); 4. – e); 5. – c)

LÖSUNG 10 1. – a); 2. – d); 3. – e); 4. – b); 5. – c)

LÖSUNG 11 1. – b); 2. – d); 3. – a); 4. – c)

28 ARZNEIMITTELTHERAPIE

LÖSUNG 1

1. – g); 2. – i); 3. – a); 4. – f); 5. – b); 6. – c); 7. – h); 8. – e); 9. – d)

LÖSUNG 2

1. – e); 2 – h); 3. – b); 4. – i); 5. – c); 6. – a); 7. – g); 8. – j); 9. – f); 10. – d)

LÖSUNG 3

1. – e); 2. – f); 3. – a); 4. – b); 5. – c); 6. – d)

LÖSUNG 4

1. – f); 2. – d); 3. – a); 4. – g); 5. – e); 6. – h); 7. – b); 8. – j); 9. – c); 10. – i)

LÖSUNG 5

1. – d); 2. – a); 3. – e); 4. – b); 5. – c); 6. – g); 7. – f)

LÖSUNG 6

1. – c); 2. – a); 3. – d); 4. – b)

LÖSUNG 7

1. – a); 2. – b)

LÖSUNG 8

1. – a); 2. – b)

LÖSUNG 9

1. – f); 2. – d); 3. – b); 4. h); 5. a); 6. – c); 7. – e); 8. – g)

29 INJEKTIONEN

LÖSUNG 1 1. – g); 2. – a); 3. – e); 4. – h); 5. – b); 6. – c); 7. – d); 8. – f)

LÖSUNG 2 1. – f); 2. – d); 3. – a); 4. – g); 5. – b); 6. – e); 7. – c)

LÖSUNG 3 1. – b); 2. – d); 3. – a); 4. – c); 5. – e)

LÖSUNG 4 1. – d); 2. – f); 3. – e); 4. – g); 5. – a); 6. – h); 7. – c); 8. – b)

LÖSUNG 5 1. – c); 2. – a); 3. – b)

LÖSUNG 6 1. – c); 2. – b); 3. – a)

LÖSUNG 7 1. – a); 2. – c); 3. – d); 4. – b); 5. – e)

LÖSUNG 8 1. – c); 2. – b); 3. – a)

LÖSUNG 9 1. – c); 2. – e); 3. – a); 4. – b); 5. – g); 6. – d); 7. – f); 8 – h)

30 INFUSIONEN

LÖSUNG 1
1. – d); 2. – a); 3. – c); 4. – b)

LÖSUNG 2
1. – c); 2. – d); 3. – a); 4. – b)

LÖSUNG 3
1. – b); 2. – a); 3. – e); 4. – c); 5. – d)

LÖSUNG 4
1. – b); 2. – a)

LÖSUNG 5
1. – e); 2. – h); 3. – b); 4. – a); 5. – i); 6. – c); 7. – f); 8. – d); 9. – g)

LÖSUNG 6
1. – b); 2. – c); 3. – a); 4. – d)

LÖSUNG 7
1 – c); 2. – a); 3. – d); 4. – b)

LÖSUNG 8
1. – a); 2. – c); 3. – d); 4. – b); 5. – f); 6. – e)

LÖSUNG 9
1. – e); 2. – c); 3. – a); 4. – b); 5. – d)

LÖSUNG 10
1. – b); 2. – d); 3. – c); 4. – a)

LÖSUNG 11
1. – a); 2. – b); 3. – c)

31 WUNDVERSORGUNG

LÖSUNG 1	1. – c); 2. – a); 3. – b)
LÖSUNG 2	1. – a); 2. – b)
LÖSUNG 3	1. – b); 2. – a)
LÖSUNG 4	1 – d); 2. – a); 3. – e); 4. – c); 5. – b)
LÖSUNG 5	1. – a); 2. – b)
LÖSUNG 6	1. – c); 2. – e); 3. – a); 4. – f); 5. – b); 6. – g); 7. – d)
LÖSUNG 7	1. – e); 2. – c); 3. – g); 4. – a); 5. – h); 6. – b); 7. – f); 8. – d)
LÖSUNG 8	1. – c); 2. – d); 3. – b); 4. – e); 5. – a)
LÖSUNG 9	1. – c); 2. – a); 3. – b)
LÖSUNG 10	1. – c); 2. – a); 3. – b)
LÖSUNG 11	1. – e); 2. – c); 3. – b); 4. – d); 5. – a)

32 PHYSIKALISCHE THERAPIE

LÖSUNG 1

1. – d); 2. – a); 3. – e); 4 – b); 5. – g); 6. – c); 7. – h); 8. – f)

LÖSUNG 2

1. – f); 2. – h); 3. – a); 4. – c); 5. – g); 6. – b); 7. – d); 8. – e)

LÖSUNG 3

1. – c); 2. – d); 3. – b); 4. – a)

LÖSUNG 4

1. – b); 2. – d); 3. – a); 4. – c)

LÖSUNG 5

1. – a); 2. – d); 3. – c); 4. – b); 5. – f); 6. – g); 7. – e)

LÖSUNG 6

1. – b); 2. – c); 3. – a)

LÖSUNG 7

1. – c); 2. – a); 3. – b)

LÖSUNG 8

1. – a); 2. – d); 3. – b); 4. – c)

LÖSUNG 9

1. – b); 2. – d); 3. a); 4. – c)

33 KOMMUNIKATION IN DER PFLEGE

LÖSUNG 1 1. – e); 2. – f); 3. – a); 4. – b); 5. – d); 6. – c)

LÖSUNG 2 1. – c); 2. – b); 3. – a)

LÖSUNG 3 1. – d); 2. – c); 3. – b); 4. – a)

LÖSUNG 4 1. – b); 2. – a)

LÖSUNG 5 1. – c); 2. – b); 3. – e); 4. – a); 5. – d)

LÖSUNG 6 1. – e); 2. – a); 3. – f); 4. – c); 5. – d); 6. – b)

LÖSUNG 7 1. – a); 2. – e); 3. – c); 4. – b); 5. – d)

LÖSUNG 8 1. – c); 2. – a); 3. – b)

LÖSUNG 9 1. – b); 2. – c); 3. – a); 4. – d)

LÖSUNG 10 1. – d); 2. – a); 3. – b); 4. – c)

34 HYGIENE

LÖSUNG 1

1. – d); 2. – f); 3. – b); 4. – a); 5. – c); 6. – g); 7. – e)

LÖSUNG 2

1. – e); 2. – c); 3. – a); 4. – d); 5. – b)

LÖSUNG 3

1. – c); 2. – f); 3. – a); 4. – g); 5. – b); 6. – d); 7. – e)

LÖSUNG 4

1. – b); 2. – d); 3. – a); 4. – c); 5. – h); 6. – g); 7. – e); 8. – f)

LÖSUNG 5

1. – e); 2. – a); 3. – c); 4. – d); 5. – b)

LÖSUNG 6

1. – c); 2. – a); 3. – d); 4. – b)

LÖSUNG 7

1. – b); 2. – a); 3. – d); 4. – c)

LÖSUNG 8

1. – a); 2. – b)

LÖSUNG 9

1. – b); 2. a)

LÖSUNG 10

1. – c); 2. – d); 3. – a); 4. – b)

LÖSUNG 11

1. – c); 2. – d); 3. – b); 4. – a)

35 GESETZE UND VERORDNUNGEN

LÖSUNG 1 1. – b); 2. – a)

LÖSUNG 2 1. – c); 2. – a); 3. – b)

LÖSUNG 3 1. – d); 2. – b); 3. – c); 4. – a); 5. – e)

LÖSUNG 4 1. – b); 2. – c); 3. – d); 4. – a); 5. – e)

LÖSUNG 5 1. – e); 2. – d); 3. – f); 4. – b); 5. – a); 6. – c)

LÖSUNG 6 1. – d); 2. – e); 3. – c); 4. – a); 5. – b)

LÖSUNG 7 1. – b); 2. – a)

LÖSUNG 8 1. – b); 2. – c); 3. – d); 4. – e); 5. – a)

LÖSUNG 9 1. – a); 2. – b)

LÖSUNG 10 1. – b); 2. – c); 3. – a)

36 ETHIK

LÖSUNG 1

1. – a); 2. – b)

LÖSUNG 2

1. – c); 2. – a); 3. – d); 4. – e); 5. – b)

LÖSUNG 3

1. – c); 2. – g); 3. – e); 4. – a); 5. – h); 6. – f); 7. – b); 8. – d)

LÖSUNG 4

1. – d); 2. – g); 3. – e); 4. – a); 5. – c); 6. – h); 7. – f); 8. – b)

LÖSUNG 5

1. – e); 2. – b); 3. – a); 4. – c); 5. – d)

LÖSUNG 6

1. – b); 2. – d); 3. – c); 4. – a)

LÖSUNG 7

1. – d); 2. – a); 3. – c); 4. – b)

LÖSUNG 8

1. – a); 2. – d); 3. – b); 4. – c)

LÖSUNG 9

1. – b); 2. – a)

LÖSUNG 10

1. – c); 2. – b); 3. – a); 4. – d)

37 PFLEGEWISSENSCHAFT

LÖSUNG 1	1. – b); 2. – a)
LÖSUNG 2	1. – a); 2. – c); 3. – d); 4. – b); 5. – e)
LÖSUNG 3	1. – c); 2. – e); 3. – a); 4. – b); 5. – d)
LÖSUNG 4	1. – c); 2. – a); 3. – d); 4. – b)
LÖSUNG 5	1. – a); 2. – c); 3. – b)
LÖSUNG 6	1. – b); 2. – a)
LÖSUNG 7	1. – a); 2. – b)
LÖSUNG 8	1. – d); 2. – b); 3. – a); 4. – c)
LÖSUNG 9	1. – a); 2. – b)

38 PFLEGE BEI SCHWANGERSCHAFT UND GEBURT

LÖSUNG 1

1. – f); 2. – d); 3. – b); 4. – e); 5. – c); 6. – a)

LÖSUNG 2

1. – c); 2. – d); 3. – a); 4. – b)

LÖSUNG 3

1. – c); 2. – e); 3. – a); 4. – b); 5. – f); 6. – d)

LÖSUNG 4

1. – a); 2. – b)

LÖSUNG 5

1. – b); 2. – d); 3. – c); 4. – a)

LÖSUNG 6

1. – c); 2. – a); 3. – b); 4. – d)

LÖSUNG 7

1. – d); 2. – c); 3. – a); 4. – b)

LÖSUNG 8

1. – e); 2. – b); 3. – f); 4. – c); 5. – a); 6. – d)

LÖSUNG 9

1. – e); 2 – d); 3. – c); 4. – a); 5. – b)

LÖSUNG 10

1. – d); 2. – a); 3. – b); 4. – c)

LÖSUNG 11

1. – d); 2. – e); 3. – a); 4. – b); 5. – c)

39 LETZTE LEBENSPHASE

LÖSUNG 1 1. – c); 2. – b); 3. – d); 4. – a)

LÖSUNG 2 1. – e); 2. – a); 3. – d); 4. – b); 5. – c)

LÖSUNG 3 1. – d); 2. – c); 3. – a); 4. – e); 5. – b)

LÖSUNG 4 1. – e); 2. – a); 3. – b); 4. – c); 5. – d)

LÖSUNG 5 1. – d); 2. – c); 3. – a); 4. – e); 5. – b)

LÖSUNG 6 1. – c); 2. – d); 3. – a); 4. – g); 5. – f); 6. – b); 7. – e)

LÖSUNG 7 1. – e); 2. – c); 3. – a); 4. – b); 5. – d)

LÖSUNG 8 1. – d); 2. – b); 3. – a); 4. – c)

LÖSUNG 9 1. – d); 2. – c); 3. – a); 4. – e); 5. – b)

LÖSUNG 10 1. – a); 2. – d); 3. – b); 4. – c)

LÖSUNG 11 1. – d); 2. – a); 3. – c); 4. – b)

40 NOTFALLSITUATIONEN

LÖSUNG 1

1. – c); 2. – d); 3. – a); 4. – b)

LÖSUNG 2

1. – d); 2. – a); 3. – c); 4. – e); 5. – b)

LÖSUNG 3

1. – a); 2. – b); 3. – d); 4. – c)

LÖSUNG 4

1. – b); 2. – c); 3. – a)

LÖSUNG 5

1. – b); 2. – a); 3. – c)

LÖSUNG 6

1. – e); 2. – g); 3. – d); 4. – a); 5. – c); 6. – b); 7. – f); 8. – h)

LÖSUNG 7

1. – d); 2. – c); 3. – b); 4. – a)

LÖSUNG 8

1. – b); 2. – c); 3. – d); 4. – a)

LÖSUNG 9

1. – d); 2. – a); 3. – b); 4. – c)

Mit Spaß und Abwechslung lernen!

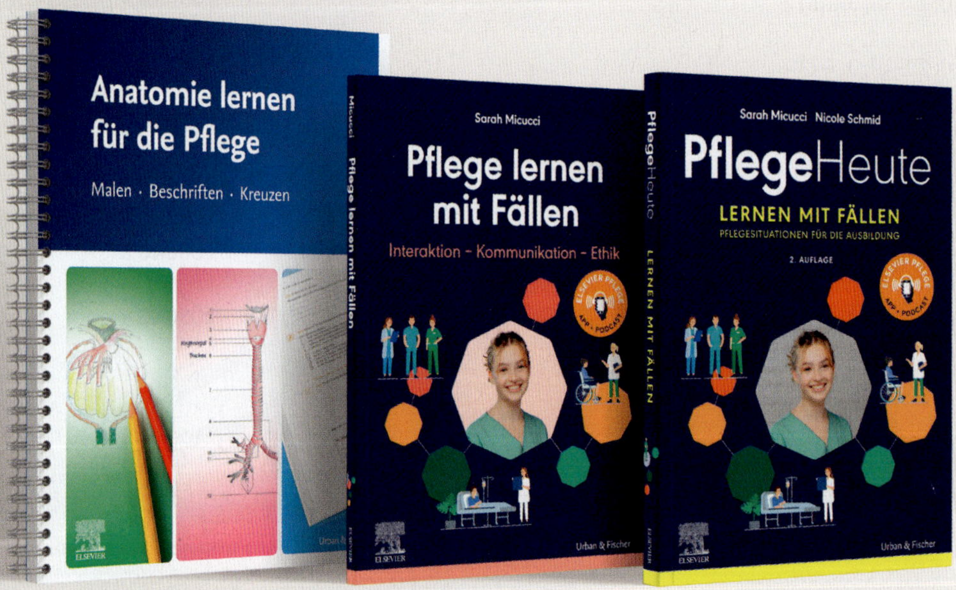

Melden Sie sich für unseren Newsletter an unter www.elsevier.de/newsletter

2025C110e Irrtümer vorbehalten. Stand 01/2025

Diese und viele weitere Titel sowie die aktuellen Preise finden Sie in Ihrer Buchhandlung vor Ort und unter **shop.elsevier.de**

ELSEVIER